杉山弘道
Hiromichi Sugiyama

# お年よりの妄想とせん妄

妄想もせん妄も
覚醒時思考と睡眠時思考が
脳裏に共在することで発症するのです

風詠社

# はじめに

教科書には、妄想は、思考内容が誤っている・思考の発生が独断的・思考の訂正ができない、このような条件を充たすもの、せん妄は、意識混濁を土台に、不安や恐怖をともなった興奮状態になり、幻視や幻想などもみられるが外界の刺激にはある程度反応できる、このようになっていますし、医学大辞典（南山堂）でも、妄想は、現実にはないことがらを、一定期間、他者の説得によっても揺るがない仕方で強く確信する病的な誤った判断ないし観念、せん妄は、錯覚・幻覚・精神運動興奮・不安、これらが加わった特殊な意識障害、となっていますが、これらは症状を表現しているだけで、発症の仕組みについてはふれていません。たしかに、妄想とせん妄の発症の仕組みを具体的に示している教科書は、私の知るかぎり、ただ一つの例外、私が、これまで想定し、既刊の小著で述べてきた妄想とせん妄の発症の仕組み（注1を参照してください）を除いては、ないようですので、それを具体的に提示すればすべてがオリジナルになるのかもしれず、とすれば、これから述べる妄想とせん妄、その発症の仕組みは、私のオリジナルな発想、ということになります。ただし、私の想定している妄想とせん妄の発症の仕組み、これは、私のたてた仮説で、もちろん、立証されているわけではありませんし、しかも、ここで述べられていることがらの一部は、かならずしも完熟した思考の産物ではなく、また、既存の理解にとらわれていませんから発想に独断的なところが、ない、ともいえず、私自身、これから先、訂正が必要なところが出てくるかもしれない、と考えているのです。ではあっても、私の理解自体が妄想におちいってのものだ、といわれるかもしれませんが、今の私は、妄想もせん妄も、目覚めていながら、脳裏に、覚醒時思考と睡眠時思考が共在し、それらの像が同時に描かれることで発症する、と理解しています、したがって、小著で述べる妄想とせん妄のあり様は、それが正しいことが前提になっていますので、そのようにご承知おきください。

老人介護施設などには妄想やせん妄におちいったお年よりの対応に苦慮されている方々が少なくない、と思いますが、小著がいくらかでもそれらの方々のお役にたてれば幸いです。

なお、睡眠時思考が脳裏に描かれる像が夢ですので、私は、睡眠時思考を夢思考とも呼んでいます。したがって、小著では、睡眠時思考という呼称と夢思考という呼称を、ないまぜ、区別せずに使っていますので、そのようにご理解ください。

注1：私がこれまで想定し既刊の小著で述べてきた、妄想とせん妄、その発症の仕組み

これまでの私は、妄想は、空想や回想をしている途中で心のはたらきの強弱と思考性との連動機構が一部破綻、心のはたらきと思考の主体は覚醒領域にとどまっていながら、思考の一部（空想や回想など）が、思考の主体から枝分かれ、覚醒領域から睡眠領域に移行して睡眠時思考（夢

思考）に変身、結果、脳裏に覚醒時思考と睡眠時思考が共在することになって発症し、せん妄は、やはり、心のはたらきの強弱と思考活性との連動機構が一部破綻、心のはたらきが強まって眠りから目覚め、思考（睡眠時思考）の主体が、覚醒領域に移行、覚醒時思考に変身したにもかかわらず、思考の一部だけが、思考の主体から枝分かれ、睡眠領域に置き去りにされて睡眠時思考のままにあり、結果、脳裏に覚醒時思考と睡眠時思考が共在することになって発症する、このように、妄想とせん妄発症の主因を、「心のはたらきの強弱と思考活性との連動機構の破綻」に求め、既刊の小著でもそのように述べてきました。ここでの「ただ一つの例外」、それは、私の述べてきた、この仮説を指しているのです。

なお、今の私は、妄想やせん妄が発症する主因を、「用済みになった思考の活性を低下させ、それを潜在思考に変身させる機能の弱まり」に求めたほうが合理的ではないか、と考えるようになっていて、小著ではそのような理解で話がすすめられています。

# 目次

はじめに　1

I　妄想とせん妄、私の基本的理解……13

1　妄想もせん妄も、目覚めていながら、覚醒時思考と睡眠時思考が脳裏に共在することで発症します　14

2　妄想時やせん妄時には、脳裏に、覚醒時思考と睡眠時思考が共在し、それらでの像が同時に描かれているのですが、その覚醒時思考の源は脳裏に数多ある潜在思考です　29

3　妄想時に脳裏に描かれる睡眠時思考、その源はほとんどが妄想におちいる前に脳裏に描かれていた空想か回想で、せん妄時に脳裏に描かれる睡眠時思考、その源は眠っていたときに脳裏に描かれていた睡眠時思考そのものです　36

4　脳裏に活性度の異なる複数の思考があった場合、心のはたらきの強弱は活性が高いほうの思考の活性度に連動します　44

5 妄想とせん妄の違いは、出発点が違う、これだけです 52
6 妄想もせん妄も、異常な言動の源が無意識領域にある睡眠時思考ですから、他からはもちろん、当人であってもその思考を修正することはできません 54
7 妄想やせん妄がいくつかのグループに区分されることがありますが、これは、妄想におちいる前に脳裏に描いていた空想や回想、せん妄におちいる前にみていた夢（夢思考）、それらの内容の違いでしかありません 55
8 幻覚（幻視・幻聴）の源は空想か回想、ないし、夢思考です 56
9 妄想もせん妄も、共に、生活環境が不満足であるときに発症しやすくなります 58
10 年をとると、用済みになった思考の活性を低下させ、それを潜在思考に変身させる機能が弱まります 59
11 再発を繰りかえす妄想やせん妄は、その間、かならずしもそれらから離脱しているのではないのです 62
12 眠りは、かならず、妄想やせん妄から離脱させます 64
13 短時間型妄想・短時間型せん妄・持続型妄想・持続型せん妄 65

Ⅱ　例示……73
1　妄想　75
(1)　空想を源とする妄想　75
①胃の調子がわるい、腰が痛い、というのですが、医者はどこもわるくない、といいます　79
②皮膚の表面に虫がいる、と訴えます　82
③自分の家は、明日食べる米もないくらい貧乏なのだ、と確信しています　84
④お金がない、といって、困っています　86
⑤同室の人に、盗んだお金を返せ、といって、せまります　88
⑥長男の連れ合いにお金を盗まれた、といって、騒ぎます　90
⑦お金や通帳などを、下駄箱など、おかしなところに隠すようになりました　92
⑧自分の連れ合いがとなりのご主人と通じ合っている、と確信しています　94
⑨男がいるのではないか、浮気をしているのではないか、と連れ合いを責めます　96
⑩食事に毒がいれられている、といって、食べようとしません　97
⑪家のなかで話していても、だれかが聞いている、といって、小声で話します　99
⑫外出から帰ってくると、後をつけられ、だれかに監視されている、といって、おびえています　100
⑬自分が家族に捨てられる、と信じています　102

⑭最近、自分は、もうなにもできないし、なんの役にもたたないから生きていても仕方がないのだ、といって、暗い顔をしています　104
⑮自分が連れ合いのお荷物になっている、と信じています　106
⑯海を隔てた外国に歩いていってきたような話をします　107
⑰自分は大金持ちだ、と信じて疑いません　109
⑱仏や浄土が目の前にひろがっていた、といいます　111
⑲神仏が、実在する、と確信しています　112
⑳とるに足りないアイデア、それを大発明である、と確信、特許申請をしたりします　117
㉑毎日、お散歩で家の前を通る男性が自分を好きなのだ、といいます　118
㉒となりの家の屋根の上に子どもがいて危ないから降ろしてあげなければ、といいます　120
㉓あたかも目の前に人がいるかのようなひとり言をいいます　123
㉔息子が仕事にきているはずなのにいない、といって、あたりを探しまわります　125
㉕このごろ、石けんやティッシュを口にいれるようになりました　127
㉖自分には狐が取り憑いているのだ、といって、狐の真似をします　130
㉗原発はぜったいに安全だ、といって、ゆずりません　131
㉘男も女と同じように子育てするのが当たり前、といいはります　133
㉙死後の世界は「無」である、といつもいいます　137

㉚人間は、ほかの動物と違うのだから、他人に危害を加えたり、他人のものを盗んだりしてはいけない、といいます　138
㉛戦争には正しい戦争と正しくない戦争があるのだ、といいます　142
㉜「米百俵の故事」は美談だ、と信じています　143
㉝女より男のほうが優れている、と確信しています　146
㉞縁側に坐ってぼんやりしていることが多くなりました　150
(2)　回想を源とする妄想　151
①定年退職してから何年も経っているのに会社に出勤しようとして外に出ます　153
②すでに亡くなっている連れ合いの帰りが遅い、といって、心配します　157
③夕方になると、落ちつきがなくなり、家に帰る、といいだします　159
④自分は、いくつも悪いことをしてきたから、世間から罪を追及されるに違いない、といって、連れ合いを困らせます　161
2　せん妄　164
(1)　空想の夢を源とするせん妄　168
神さまの声が聞こえた、といいます　168
買ったのだが、といいます　170
だちの弟が死んだから葬式にいく、といって、支度をはじめました　172

目覚めて、宴会でご馳走を食べ残してきたから食べてこなくちゃあ、といって、ごそごそしています　174
⑤夜なか、大きなカップのなかにオシッコをしています　176
⑥だれかが家に忍びこんできた、といって、木刀を探しています　178
⑦飛行機が海に落ちた、といって、騒いでいます　180
⑧知人が刑務所にいれられたから見舞いにいかなければならない、といっています　182
⑨オリンピックに、ネコとネズミを使って家庭生活を再現する種目があるのでみにいく、といっています　184
⑩山道を歩いて逃げてきたのだそうです　185

(2) **回想の夢を源とするせん妄**　187
①枕を使って針仕事をします　188
②資格をとらなければならない、といって、本をめくるような動作をします　191
③成人した自分の子どもがまだ幼稚園児であるようなことをいいます　193
④「母親（何年も前に亡くなっています）が食事をつくってくれたから食べなくては、と真顔でいいます　195
⑤子どもが遊びに来ているから、その子にあげるおやつを買いにいく、といって、夜なかに外に出よう、とします　197

⑥夜なかに起きだして、火事だ、泥棒だ、といって、騒ぐことがたびたびになりました　198
⑦朝、屋根の雪下ろしをしなくちゃあ、といって、もぞもぞしています　201
⑧男がはいってきて布団にいたずらをする、といって、夜なかに騒ぎます　202
⑨夜なかに起きだしては部屋の外に出て、会う人会う人に職務質問をします　204

**おわりに**　207

装幀　２ＤＡＹ

# I

# 妄想とせん妄、私の基本的理解

## 1　妄想もせん妄も、目覚めていながら、覚醒時思考と睡眠時思考が脳裏に共在することで発症します

「はじめに」で、妄想とせん妄についての教科書的な理解と『医学大辞典（南山堂）』での理解を紹介してありますが、しかし、私の知るかぎり、医学大辞典ではもちろん、どの教科書も妄想やせん妄が成立する仕組みにはふれていないようです。それで、私は、妄想とせん妄、その成立の仕組みについて、次のように考えてみました。

私は、覚醒と睡眠は心のはたらきの強弱で分けられ、さらに、心のはたらきの強弱は思考の活性度と連動している、このように理解しています。目覚めている状態では、心のはたらきが、強まれば覚醒度があがってすっきりした目覚めに、弱まれば覚醒度が下がってぼんやりの目覚めになり、さらにその弱まりが一定のレベルを超えれば目覚めから眠りに移行します。一方、眠っている状態では、心のはたらきが、弱まれば睡眠深度の深い眠りに、強まれば睡眠深度の浅い眠りになり、さらにその強まりが一定のレベルを超えれば目覚めに移行する、私の理解ではこのようになるのです。そして、私は、覚醒と睡眠を分ける心のはたらきの強弱、その強弱は思考の活性度と連動している、つまり、思考の活性度が心のはたらきの強弱を支配している、と考えているのです。心のはたらきの強弱が思考の活性度と連動している、これは、たとえば、だれでもが経

験しているように、覚醒度が下がって眠くなっていても、身近で驚くような事態が発生すれば、思考活性がいっきに高まり、つれて、心のはたらきが強まって、眠気など吹っ飛んでしまう、こんなことからも納得できそうです。

かりに、心のはたらきの強弱が思考の活性度と連動している、これが正しければ、思考が停止すれば心のはたらきも停止して、いわば、脳死状態ないし失神状態になりますから、目覚めているときはもちろん、眠っても思考が途絶えることはないことになります。途絶えることのない思考、そのなかの、目覚めているときの思考が覚醒時思考で、眠っているときの思考が睡眠時思考です。目覚めているときの思考が覚醒時思考で、眠っているときの思考が睡眠時思考ですから、通常、それらが脳裏に共在することはないのですが、目覚めていながら、脳裏に、それらが共在し、それらでの像が同時に描かれ、しかも、その両者を覚醒時思考と誤認している状態、これが、妄想であり、せん妄である、このように私は考えてみたのです。とすれば、妄想状態やせん妄状態にあるときは、覚醒時思考と睡眠時思考の区別ができず、そのどちらをも、覚醒時思考、と認識しているのですから、覚醒時思考（現《うつつ》）と睡眠時思考（夢）を区別して認識する機能、内的認識機能（注2を参照してください）もはたらいていないことになります。

なぜ、妄想やせん妄が、目覚めていながら、脳裏に、覚醒時思考と睡眠時思考が共在し、それらでの像が同時に描かれることで発症する、と考えるのか、それには、大きく、三つの理由があります。

一つは、妄想時やせん妄時には、次元の秩序が整然とある現象と次元の秩序が崩壊している現象が脳裏に共在するのですが、これは次元の秩序が整然とある覚醒時思考と次元の秩序が崩壊している睡眠時思考が脳裏に共在していなければ説明ができないこと、二つ目は、脳裏に覚醒時思考と睡眠時思考が共在する、このように理解すれば妄想やせん妄の教科書的理解も医学大辞典的な理解も充分に充足できること、三つ目は、妄想やせん妄におちいるには目覚めていることが必要なのですが、脳裏に覚醒時思考と睡眠時思考が共在すれば、それが可能であることです。

### (1) 妄想時やせん妄時の脳裏には、次元の秩序が整然とある現象と次元の秩序が崩壊している現象が共在する

妄想やせん妄におちいると、海を隔てた外国に歩いていけたり、すでに成人した自分の子どもが赤ちゃん姿で登場したりするのを、現実、と誤認し、その一方、たとえば、「食事の支度ができたから食べてください」、といわれれば、素直に食卓につくことがあるように、現実に齟齬なく対応できたりするのですが、海を隔てた外国に歩いていけたり、すでに成人した自分の子どもが赤ちゃん姿で登場したりするのを、現実、と誤認するのは睡眠時思考に由来するものですし、現実に齟齬なく対応できる、これは覚醒時思考に由来するもので、このような現象は、脳裏に覚醒時思考と睡眠時思考が共在していなければあり得ないのです。

### (2) 妄想やせん妄の教科書的理解と医学大辞典的な理解

私は、妄想もせん妄も、目覚めていながら、覚醒時思考と睡眠時思考が脳裏に共在している同じ状態、と理解しているのですが、教科書や医学大辞典ではこれら二つを分けて考えています。すなわち、妄想は、思考内容が独断的で誤っている、思考の訂正ができない、せん妄は、意識混濁を土台に、不安や恐怖をともなった興奮状態になり、幻視や幻聴もあるが、外界の刺激にはある程度反応できる、このようになっています。しかし、実際には、症状に個別の違いはありますが、妄想もせん妄も、出来上がりは、同じ、と推測されますので、一括して考えてみます。

思考内容が独断的で誤っている：これは、覚醒領域にある自分を中心に描いた空想や回想が睡眠領域にある睡眠時思考に移行して妄想におちいったか、眠っていての睡眠時思考（夢思考）が目覚めてからも潜在化せずにせん妄におちいっての結果ですから、あり得て当然になります。なぜなら、空想や回想、そして、夢の内容が現実に即したものであるはずがないからです。

思考の訂正ができない：妄想もせん妄も、その源は睡眠時思考で、睡眠時思考は、無意識領域にあって、そこには自らの有意識領域（覚醒領域）にある覚醒時思考での意思がいれられないのですから、他者の説得ではもちろん、自らでも思考の修正はできません。無意識領域にある睡眠時思考に有意識領域にある覚醒時思考での意思はいれられないのです。

意識混濁を土台に、不安や恐怖をともなった興奮状態になる：これは、妄想もですが、せん妄も、脳裏に共在している覚醒時思考と睡眠時思考、そのうちの覚醒時思考の活性が高まらなければば覚醒度もあがりませんからもちろんですが、睡眠時思考の脳裏に占める比率が大きくなれば、睡眠時思考は、すなわち、無意識領域での出来事で、その無意識領域の脳裏に占める比率が大きくなることでもありますから、意識レベルが低下しても不思議はありませんし、妄想やせん妄におちいると不安や恐怖をともなった興奮状態になることがある。これも、たとえば、宝くじが当たった空想を描いていたり夢をみていて妄想やせん妄におちいり、それを、現実、と誤認すれば興奮状態になるでしょうし、自分が病気になったり襲われたりするような空想を描いていたり夢をみていて妄想やせん妄におちいり、それを、現実、と誤認すれば不安や恐怖をともなうでしょうから、これまた、不思議ではないのです。

幻視や幻聴がある：「I8 幻覚（幻視・幻聴）の源は空想か回想、ないし、夢思考です」で述べられるように、幻視や幻聴は、現実には存在しないものがみえたり、現実には存在しない音が聞こえるのですが、現実には存在しないそれらがみえたり聞こえたりし、それが、確信されて、他からはもとより、自らも訂正不可能であれば、それは、無意識領域に移行しての現象で、しかも、幻視や幻聴は目覚めていなければあり得ない現象ですから、覚醒時思考と睡眠時思考が脳裏に共在することで可能になる出来事になります。つまり、覚醒時思考と睡眠時思考が脳裏に共在することで妄想やせん妄が発症する、と理解すれば、妄想時やせん妄時に幻視や幻聴があってもいいことになるのです。

外界の刺激にはある程度反応できる‥妄想状態にあってもせん妄状態にあっても外界の刺激に

ある程度反応できる、これは、覚醒時思考と睡眠時思考が脳裏に共在していれば、当然、可能です。刺激を覚醒時思考部分で感受すれば、それへの対応は正しくできるのです。ただし、妄想やせん妄におちいった際、覚醒時思考と共在する睡眠時思考（夢思考）は無意識領域にある「非現実的思考」ですから、夢思考は、痛みや痒みなどの内的刺激や、暑さや寒さなどの外的刺激、これらを感受して夢に取りこむことはありますが、それらの刺激を正しく認識することはほとんどなく、たとえば、「痒みを体表を虫が這っている現象に」、あるいは、「布団から足がはずれたときの刺激を崖から落ちる現象に」など、間違って認識されます。夢思考が、現実が発信した情報を正しく認識し、それに正しく対応することは、まず、できませんし、ありません。妄想やせん妄におちいっているとき、発信された情報を正しく認識し、それに正しく対応できるのは夢思考と共在している覚醒時思考だけなのです。したがって、妄想やせん妄におちいっている状態でなんらかの情報に接したときの脳裏には、その情報を正しく認識し、それに正しく対応できる覚醒時思考と、その情報に正しく対応することはもちろん、正しく認識することさえもできない夢思考（睡眠時思考）が脳裏に共在することになるのですから、当人が混乱するのは当然なのです。

ですから、妄想状態やせん妄状態にある人への対応は、たとえば、家族に捨てられる、という「捨てられ妄想」におちいっているとき、「大切なおじいちゃんを捨てるわけないでしょ」など、その源になっている夢思考にはたらきかけても効果はないので、覚醒時思考の脳裏に占める比率が少しでも大きくなるよう、「お茶でも飲んだら」とか「テレビでもみたら」など、場面を別のことがらに移して、覚醒時思考にはたらきかけることが必要なのです。

このように、妄想もせん妄も、覚醒時思考と睡眠時思考が脳裏に共在することで発症する、と理解すれば、教科書的理解も医学大辞典的理解もすべてクリアできるのです。

### (3) 妄想やせん妄におちいるには目覚めていることが必要

なぜ、妄想やせん妄が発症するには目覚めていなければならないのか、それは、眠ってしまえば、かりに、眠った状態で脳裏に覚醒時思考と睡眠時思考が共在することがあり得た、としても（実際には、脳裏に覚醒時思考と睡眠時思考が共在すれば、心のはたらきの強弱は活性の高い覚醒時思考の活性度に連動、目覚めてしまいますからあり得ません）、それが言動として表現されることがないからです。妄想もせん妄も、目覚めていての現象ですから、脳裏に覚醒時思考がなければならないのは当然ですし、また、後に述べるように、私は、妄想やせん妄の源は、睡眠時思考、と考えていますので、それらが発症するには脳裏に睡眠時思考もなければなりません。妄想やせん妄が発症するためには、覚醒時思考と睡眠時思考が脳裏に共在しなければならないのです。そして、その際、活性度が心のはたらきの強弱と連動するのは、睡眠時思考よりも活性が高い覚醒時思考のみで、活性の低い睡眠時思考はこの連動機構からはずれてしまうのですが、このことについての詳細は「Ｉ４　脳裏に活性度の異なる複数の思考があった場合、心のはたらきの強弱は活性が高いほうの思考の活性度に連動します」で述べられています。

妄想のほとんどは、覚醒時思考である空想や回想を脳裏に描いている途中、それら（空想や回想）を脳裏に描いていたときには潜在思考であったなかの一つが、活性化、顕在思考（覚醒時思考）に変身して脳裏に像が描かれたにもかかわらず、それと同時に、不活性化し、潜在思考に変身しなければならない空想や回想が、不活性化が充分になされず、睡眠領域に移行、睡眠時思考として残ることで発症し、せん妄は、目覚めて、眠っていたときには潜在思考であったなかの一つが、活性化、顕在思考（覚醒時思考）に変身して脳裏に像が描かれたにもかかわらず、それと同時に、不活性化し、潜在思考に変身しなければならない睡眠時思考（夢思考）が、不活性化せずに、睡眠領域にそのまま残ることで発症します。妄想とせん妄、いずれも、目覚めていながら、覚醒時思考と睡眠時思考が脳裏に共在することで発症するのですが、この後の項で述べるように、その際に共在する、覚醒時思考は、妄想では空想や回想をしていたとき、せん妄では夢をみていたとき、それぞれ潜在思考であったなかの一つが活性化して変身した顕在思考であり、睡眠時思考は、妄想ではそのほとんどが空想や回想が睡眠領域に移行して変身した顕在思考、せん妄では夢思考がそのまま残った顕在思考なのです。

私は、妄想時やせん妄時の異常な言動の源は睡眠時思考、と考えているのですが、その睡眠時思考での表現は、次元はあってもその秩序が崩壊していますので、空想や回想で脳裏に描かれた、あり得ないことがらや過去の出来事が現実として表現されても、また、錯覚や幻覚による現象が現実として表現されても、いずれもなんの不思議もありませんし、さらには、睡眠時思考は無意識領域（注3を参照してください）での現象で、無意識領域にある睡眠時思考には有意識領域にある覚醒時思考での意思はいれられませんから、それ（妄想やせん妄の源になっている睡眠時思考）は他者の説得ではもちろん、自らの有意識領域での意思（覚醒時思考）によっても修正ができないのです。また、妄想やせん妄は脳裏に覚醒時思考と睡眠時思考が共在することで発症する、これが正しければ、次元はあってもその秩序が崩壊している睡眠時思考部分での言動は混乱したものになるのは当然ですが、しかし、次元の秩序が整っている覚醒時思考部分での言動は正常であっていいのです。

妄想やせん妄におちいった人の脳裏には覚醒時思考と睡眠時思考が共在している、と私は理解しているのですが、そんななかにあっても、脳裏に占める覚醒時思考と睡眠時思考の比率は、ケースそれぞれで異なり、また、経過の途中で変わってくる、とも考えられます。たとえば、神仏が、実在する、と確信する「宗教妄想」におちいった場合、朝から晩まで、目覚めている間じゅう、それから抜けだせずに言動がそれに支配されているようであれば、脳裏に占める睡眠時思考の比率が、経過の途中、変わりなく大きい、と推測されますが、日中のほとんどはその思考が表面に現れないで、支障なく通常の生活ができているようであれば、妄想による言動が表面化していないっときは睡眠時思考の脳裏に占める比率が大きいにしても、生活をしている大部分の時間帯は睡眠時思考の脳裏に占める比率が小さいのですから、経過の途中で脳裏に占める覚醒時思考と睡眠時思考の比率は変わっていますし、このような例では全経過を総合しての睡眠時思考の脳裏に占める比率は小さい、と推測できるのです。

感覚的、イメージ的なものでしかありませんが、妄想やせん妄、その症状の軽重度によって覚醒時思考と睡眠時思考が脳裏に占める比率がどのように違うのかを表にしてみました。私は、表のごとく、覚醒時思考と睡眠時思考の脳裏に占める比率を、三つに区分し、数字化してみましたが、実際の症例での区分は、基準があるわけではなく、妄想状態やせん妄状態にある人の全経過を通しての言動を勘案して決めることになりますので、しごく大雑把なものになります。数字は単なる目安でしかないのです。

妄想症状やせん妄症状の軽重度によって、覚醒時思考と睡眠時思考が脳裏に占める比率がどれくらいになるかを推測するのですが、その比率が推測する人それぞれで違ってくるのは、当然、と思います。たとえば、「もの盗られ妄想」を例に考えてみると、「盗られた」といって騒いでいるときは、脳裏に占める睡眠時思考の比率が大きく、「重度」に該当することになるのでしょうが、症状が表出されない時間帯があれば、その時間帯は、脳裏に占める睡眠時思考の比率が小さくなっているのでしょうから、「軽度」に該当することになります。このような例での症状の軽重度区分を、「重度」とするか、「軽度」とするか、それとも、中間の「中等度」にするかは、全経過を総合的に眺めて判断することになり、しかも、その判断は判断する人それぞれの主観に委ねられるしかないのです。

妄想症状ないしせん妄症状の軽重度区分と脳裏に占める思考の比率

| 妄想ないしせん妄症状の軽重度 | 覚醒時思考 | 睡眠時思考 |
| --- | --- | --- |
| 軽度 | 七〇~九九% | 一~三〇% |
| 中等度 | 三〇~七〇% | 三〇~七〇% |
| 重度 | 一~三〇% | 七〇~九九% |

私の想定では、妄想もせん妄も、脳裏に覚醒時思考と睡眠時思考が共在することで発症するのですから、妄想ないしせん妄におちいっている、とすれば、脳裏に共在する覚醒時思考と睡眠時思考、そのどちらも〇%であることはあり得ないわけで、ここでは下限を、一応、一%にしてあります。ただし、睡眠時思考が言動にどのように表現されるか、それには、脳裏に占める覚醒時思考と睡眠時思考の大きさの比率だけではなく、その活性度も関与するのでしょうが、活性度をそこにいれて勘案すると、ことが複雑になりますので、小著ではとりあえず省略することにしました。

注2：内的認識機能

自我には自己調節機能をはじめ、たくさんの機能がありますが、内的認識機能もその一つで、自分自身のなかで「有意識の世界」と「無意識の世界」を区別して認識するのがその機能の役割です。有意識の世界は目覚めていての現実の世界、無意識の世界は眠っていての夢の世界ですから、簡単にいえば、内的認識機能は、現実と夢、これらでの現象を混同せずに、それぞれを正しく区別して認識し記憶するはたらきなのです。もちろん、内的認識機能のなかには、目覚めているときに目覚めている、という現実を正しく認識すること、脳裏に描かれた過去の思考、それが覚醒時思考であったのか睡眠時思考（夢）であったのかを明確に区別して認識すること、さらには、過去の出来事が夢であったのか現実であったのかを区別して思い起こすこと、こんなはたらきもふくまれています。この機能も、年をとると、他の機能と同様、子どもがえり現象による衰えが避けられませんから、たとえば、過去にあった、と思われる出来事、これが夢での出来事であったのか、現実の出来事であったのか、この区別が定かでなくなることが多くなるのです。

妄想状態やせん妄状態にあるときは、覚醒時思考と睡眠時思考、そのどちらをも、覚醒時思考、と誤認しているのですから、内的認識機能もはたらいていないわけで、あるいは、内的認識機能の機能低下も妄想やせん妄の発症に一役はたしている可能性があるのかもしれない、と私は考えています。

ちなみに、外的認識機能は、自と他を区別し、自を自として認識するはたらきです。

注３：意識領域（有意識領域・境界領域・無意識領域）

眠りのある動物の意識領域は、有意識領域と無意識領域、そして、その境界領域の三つに分けられますが、ここでの、有意識領域はイコール覚醒領域、無意識領域はイコール睡眠領域、ということで、無意識領域での「無意識」は、たとえば、全身麻酔をされたときのように、意識がない（意識喪失）、ということではありません。覚醒時の出来事は有意識領域での現象、睡眠時の出来事は無意識領域での現象なので、したがって、目覚めているときの思考は有意識領域での覚醒時思考で、眠っているときの思考は無意識領域での睡眠時思考、となるのです。このように、夢（睡眠時思考）は無意識領域での現象で、無意識領域にある睡眠時思考（夢思考）に、有意識領域にある覚醒時思考での意思がいれられれば不合理なわけで、夢に、夢主の目覚めている状態での意思は、いれられませんし、また、はいりません。すなわち、有意識領域にある覚醒時思考には思考する人の意思を任意にいれられますが、無意識領域にある睡眠時思考には、夢主であっても、任意には、自分の意思がいれられないのです。

つまり、思考に当人の有意識状態で生みだされる意思がいれられるかいれられないか、これが、有意識領域での現象、覚醒時思考と、無意識領域での現象、睡眠時思考との基本的な違いなのです。

目覚める際、それまでの睡眠時思考は、脳裏に潜んでいた数多《あまた》の潜在思考、そのなかの一つが活性化して変身した覚醒時思考にとってかわられるのですが、覚醒時思考は有意識領域での現象ですから、その選択に当人の意思が自由にいれられます。一方、眠りにはいる際は、それまでの覚醒時思考は、同じように、脳裏に潜んでいた数多の潜在思考、そのなかの一つが活性化して変身した睡眠時思考にとってかわられるのですが、睡眠時思考は無意識領域での現象ですから、その選択に夢主といえども覚醒時思考での意思はいれられず、夢思考の材料は、たとえば宝くじのように、無選択的に選ばれます。したがって、眠りにはいる際、目覚めていたときの覚醒時思考にとってかわる睡眠時思考は、夢主の意思とは関係なく選ばれるので、「みたい夢をみることができる」、このようにいう人がいますが、これは、実際にみた夢を、みたい夢、と誤認したものか、意識のできる覚醒時思考を、夢思考、と誤認したもので、錯覚でしかありませんし、また、「夢をみていることを意識することができる」、という人がいますが、これも、無意識状態ではあり得ない現象ですから、意識のできる覚醒時思考を、睡眠時思考（夢思考）、と誤認したもので、錯覚でしかないのです。

有意識領域はイコール覚醒領域、無意識領域はイコール睡眠領域なのですが、領域ですから、これらには幅があります。覚醒領域には覚醒度の高いところから低いところまで、睡眠領域には睡眠深度の浅いところから深いところまで、それぞれあり、それらの領域での思考は、当然ですが、覚醒度や睡眠深度に関係なく、覚醒領域での思考は覚醒時思考、睡眠領域での思考は睡眠時思考です。

意識領域には有意識領域（覚醒領域）と無意識領域（睡眠領域）の間に、目覚めから眠りに移行するとき、あるいは、眠りから目覚めに移行するとき、いずれの場合にも通過する、目覚めと眠りが混在する境界領域があります《詳しくは、拙著、「夜間思考Ⅱ　境界領域と移行領域（風詠社）」で述べてありますので省略しますが、境界領域での目覚めと眠りは、融合してあるのではなく、混合してある、と私は理解しています》。この後に述べられる、目覚める際や眠りにはいる際に、顕在思考が潜在思考に変身したり、潜在思考が顕在思考に変身したりするのは心のはたらきの強弱がこの領域にあるときになされる、と想像されますが、しかし、その仕組みの詳細を私自身が理解していませんので、小著では、境界領域内での現象はほとんど無視しています。

ちなみに、境界領域では覚醒時思考と睡眠時思考が混在していますし、妄想もせん妄も脳裏に覚醒時思考と睡眠時思考が共在している状態ですから、心のはたらきの強弱が境界領域にあるときは、妄想やせん妄と同じ状態になっているのではないか、と思えなくもありません。たしかに、かりに、心のはたらきの強弱が境界領域にあって覚醒時思考と睡眠時思考が脳裏に共在している、とすれば、心のはたらきの強弱は活性度の高い覚醒時思考の活性度に連動して目覚めているはずですから、目覚めていながら覚醒時思考と睡眠時思考が脳裏に共在していることになり、妄想やせん妄と同じ状態になりそうです。しかし、境界領域では、覚醒時思考と睡眠時思考のそれぞれが独立性をたもったまま共在しているのではなく、それら多くの思考が細切《こま》れになって混在してあるので、それが心のはたらきの強弱とどのようにかかわっているのかはわかりませんが、心のはたらきの強弱がこの領域にあるときは、睡眠時思考はもちろんですが、覚醒時思考も、それが、言動、として表現されることがなく、目覚めている、とはいえませんし、さりとて、脳裏に覚醒時思考が存在するのも事実ですので、眠っている、ともいえません。このように、心のはたらきの強弱が境界領域にあるときは、目覚めと眠りがそこに混在してあるのはたしかでしょうが、とはいっても、目覚めているのでも、また、眠っているのでもないのですから、妄想状態とかせん妄状態にはなってはいないのです。

## 2　妄想時やせん妄時には、脳裏に、覚醒時思考と睡眠時思考が共在し、それらでの像が同時に描かれているのですが、その覚醒時思考の源は脳裏に数多ある潜在思考です

私たちの脳裏には顕在思考と数多《あまた》の潜在思考が存在します。顕在思考は活性化していて脳裏に像が描かれている思考で、それには、目覚めていての覚醒時思考と、眠っていての睡眠時思考がありります。目覚めていての覚醒時思考は当然ですが、眠っていての睡眠時思考も脳裏に像が描かれますから顕在思考です。潜在思考は、脳裏に数多あるのですが、活性化されておらず、したがって、脳裏に像が描かれることがなく、いわば、出番を待って潜んでいる思考です。たとえば、「今日はお天気がいいからお散歩にいって本屋さんにでも寄ってこようか」、という思考や、「久しぶりに美味しいものが食べたいなあ」、という思考、こんな思考が脳裏に潜んでいたとしても、意識されずに潜在思考としてある間は脳裏に像が描かれていません。このような潜在思考は、活性化し、顕在思考に変身した時点で脳裏に像が描かれることになるのです。

「Ⅰ1　妄想もせん妄も、目覚めていながら、覚醒時思考と睡眠時思考が脳裏に共在することで発症します」で述べたように、妄想やせん妄は、脳裏に、覚醒時思考と睡眠時思考が共在し、この二つが同時に像を描くことで発症するのですが、その際、脳裏に睡眠時思考と共在する覚醒時

思考、そのほとんどは、脳裏に数多ある潜在思考の一つが活性化して変身した顕在思考であろう、と私は想像しています。

私は、妄想の源、そのほとんどは空想ないし回想、と考えているのですが、その空想や回想をしていて、妄想におちいることなく、普通にそれらから離脱する場合は、たとえば、「宝くじに当たって大金持ちになった」、というような空想（覚醒時思考）をしていても、「そろそろ夕食の支度をはじめなければならない」、このような思考が脳裏にうかべば、「宝くじ……」を描いていた空想はただちに、不活性化、潜在思考に変身して脳裏に描かれていた像が消えてしまうように、空想や回想をしていたときには活性化していなかった数多の潜在思考、そのなかの当人に選択された一つが（注4を参照してください）、活性化、覚醒時思考に変身して脳裏に像が描かれると、同時に、空想や回想を描いていた思考は、活性を失い、潜在思考となって脳裏に描かれていた像は消えてしまいます。

一方、空想や回想を描いていた状態から妄想におちいる場合は、脳裏に数多ある潜在思考、そのなかの一つが、活性化、顕在思考（覚醒時思考）に変身して脳裏に像が描かれても、本来ならば、その時点で活性を失い、潜在思考に変身しなければならない空想や回想が、不活性化が充分でないため、顕在思考のまま睡眠領域に移行、睡眠時思考として残ってしまうのです。とすると、脳裏には、かっての潜在思考の一つが顕在化した覚醒時思考と、睡眠時思考に変身したかっての空想や回想、これらが共在するのですから、そのような状態になった人は妄想におちいることになります。

私は、妄想の源、そのほとんどが空想ないし回想であるのに対し、せん妄の源は夢（睡眠時思考）、と考えています。夢をみていて、せん妄におちいることなく普通に目覚める場合は、たとえば、「自分が若く大活躍していたころのことを夢みていた」、としても、目覚めて、「会社に出勤しなければならないから急いで支度しなくては」、このような思考が脳裏にうかべば、「自分が若く……」の夢思考は、ただちに、不活性化、潜在思考に変身して脳裏に描かれていた像が消えてしまうように、睡眠時思考（夢思考）の活性が高まり、連動している心のはたらきの強弱が覚醒領域にはいって目覚めると、同時に、眠っていたときには活性化していなかった数多の潜在思考、そのなかの当人に選択された一つが、活性化、覚醒時思考に変身して脳裏に像が描かれ、それまで脳裏に夢を描いていた睡眠時思考（夢思考）は、活性を失い、潜在思考に変身して描かれていた像は消えてしまいます。

一方、眠って夢をみている状態からせん妄におちいる場合は、睡眠時思考（夢思考）の活性が高まって連動している心のはたらきの強弱が覚醒領域にはいって目覚め、眠っていたときには活性化していなかった数多の潜在思考、そのなかの一つが、活性化、覚醒時思考に変身しても、本来ならば、活性を失い、潜在思考に変身しなければならない睡眠時思考（夢思考）が、潜在化せずに、顕在思考として睡眠領域にそのまま残ってしまうのです。とすると、妄想の場合と同様、脳裏には、潜在思考の一つが活性化して変身した覚醒時思考と、顕在思考としてそのまま残った睡眠時思考（夢思考）、これらが共在するのですから、そのような状態になればせん妄におちいることになります。そして、妄想もせん妄も、目覚めていて、脳裏に、覚醒時思考と睡眠時思考が共在し、それらの像が同時に描かれるのですから、当人は、覚醒時思考はもちろん、睡眠時思考をも覚醒時思考と誤認することになるのです。

つまり、妄想もせん妄も、目覚めていながら、覚醒時思考と睡眠時思考が脳裏に、共在し、それらの像が同時に描かれることで発症するのですが、その際に脳裏に描かれる覚醒時思考、そのほとんどは、妄想状態やせん妄状態におちいる前には活性化していなかった、脳裏に数多ある潜在思考、そのなかの当人に選択された一つが活性化した顕在思考、というわけです。人の心のなかには多くの潜在思考がありますが、それらは、いつでも、活性化し、顕在思考、すなわち、覚醒時思考ないし睡眠時思考に変身することのできる思考なのです。

ところで、目覚めるとき、睡眠時思考がそのまま覚醒時思考に移行すれば、脳裏にある潜在思考が活性化する必要がありませんし、また、眠りにはいるとき、それまでの覚醒時思考がそのまま睡眠時思考に移行すれば、この場合も、脳裏にある潜在思考が活性化する必要がないのに、なぜ、そのようにならないのか、という疑問が生まれなくもありません。それは、覚醒時思考は有意識領域に、睡眠時思考は無意識領域に、それぞれある思考であり、さらに、睡眠時思考には当人の意思がいれられないが、覚醒時思考には当人の意思がいれられる、このように、これら二つは異なる領域にある異なる性格の思考だから、移行が難しいのではないか、と私は推測しています。

かりに、目覚めるとき、睡眠時思考がそのまま覚醒時思考に移行し、眠りにはいるとき、それまでの覚醒時思考がそのまま睡眠時思考に移行することがある、とすると、目覚めるときはそれまでの睡眠時思考（夢思考）がそのまま覚醒時思考に移行することになりますし、眠りにはいるときはそれまでの覚醒時思考がそのまま睡眠時思考（夢思考）に移行することになります。しかし、現実には、だれでもが経験しているように、眠りにはいる際に、眠る前に考えていたことが、すなわち、覚醒時思考がそのまま睡眠時思考に移行することも、また、目覚める際に、夢にみていたことがら、すなわち、睡眠時思考がそのまま覚醒時思考に移行することも、皆無ではないかもしれませんが、ほとんどないのです。妄想におちいる場合は空想や回想が睡眠領域に移行してそのまま睡眠時思考に変身しますが、これは、いわば、例外的な出来事なのです。なぜ、覚醒時思考である空想や回想だけが睡眠領域に移行してそのまま睡眠時思考に変身できるのか、それは、これら（空想や回想と夢思考）には、一方（空想や回想）は、当人の意思がいれられる覚醒領域にあり、他方（夢思考）は、当人の意思がいれられない睡眠領域にありながらも、その表現に、次元の秩序が崩壊している、という共通項がある、すなわち、両者の表現様式が同じだからではないか、と私は考えています。

ちなみに、普通、眠りにはいるとき、それまでの覚醒時思考はそのまま睡眠時思考に移行することがありませんし、目覚めるとき、それまでの睡眠時思考がそのまま覚醒時思考に移行することもないのですから、眠りにはいってからの睡眠時思考は、眠りにはいる前には活性化していなかった脳裏に数多ある潜在思考の一つが活性化した顕在思考（睡眠時思考）、そして、目覚めてからの覚醒時思考は、目覚める前には活性化していなかった脳裏に数多ある潜在思考の一つが活性化した顕在思考（覚醒時思考）、となります。このように、眠りにはいってからの睡眠時思考は潜在思考の一つが活性化した顕在思考（睡眠時思考）なのですが、この顕在思考は睡眠時思考で、無意識領域での現象である睡眠時思考には当人の意思がいれられず、新しい思考など生まれるはずがありませんので、この思考（眠ってからの睡眠時思考）は、脳裏に数多ある潜在思考の一つが活性化して睡眠時思考に変身した思考のみで、それも表層領域（思いだせる記憶が収納されている倉庫）にある記憶から無選択的に選びだされます。一方、目覚めるときに睡眠時思考といれかわる覚醒時思考、それと、空想や回想から離脱するときにそれらの思考といれかわる覚醒時思考、これらは、脳裏にある潜在思考にかぎらず、新たに発現した思考であることが皆無ではないかもしれません。なぜなら、目覚めるときに睡眠時思考といれかわる覚醒時思考、あるいは、空想や回想から離脱するときにそれらの思考といれかわる覚醒時思考、これら覚醒時思考には当人の意思が自由にいれられますので、脳裏にある潜在思考から選択するのであれば、そのなかのどれにするかはもちろん、新たな思考が脳裏にうかべば、それを選択することも当人自身の意思で決められるからです（注4を参照してください）。

注4：眠りから目覚めて夢から離脱するときも同じなのですが、空想や回想から離脱するときは、脳裏に数多ある潜在思考の一つが、活性化、覚醒時思考に変身して脳裏に描かれると、空想や回想を描いていた思考は活性を失い、潜在化してしまいます。この際、覚醒時思考に変身する潜在思考は、覚醒時思考が有意識領域での現象ですから、脳裏に数多ある潜在思考のなかから当人が自由に選択できます。「夕食の支度をしようか」、と考えるか、「お掃除でもしようか」、と考えるかを当人が自由に決められるのです。

一方、眠りにはいるときは、脳裏に数多ある潜在思考の一つが、活性化、睡眠時思考に変身して脳裏に描かれると、それまで脳裏にあった覚醒時思考は活性を失い、潜在化してしまいます。この際、睡眠時思考に変身する潜在思考は、睡眠時思考が無意識領域での現象ですから、その選択に当人の意思はいれられず、脳裏に数多ある潜在思考のなかから無選択的に取りだされます。したがって、眠りにはいるときに覚醒時思考にとってかわる睡眠時思考は表層領域（思いだせる記憶の貯蔵庫）に大きくある記憶が選択される確率が高いのです。

## 3 妄想時に脳裏に描かれる睡眠時思考、その源はほとんどが妄想におちいる前に脳裏に描かれていた空想か回想で、せん妄時に脳裏に描かれる睡眠時思考、その源は眠っていたときに脳裏に描かれていた睡眠時思考そのものです

私の理解では、妄想もせん妄も、目覚めていながら、脳裏に、覚醒時思考と睡眠時思考が共在し、それらの像が同時に描かれ、そのいずれをも、覚醒時思考、と誤認する状態ですが、そこで睡眠時思考と共在する覚醒時思考のほとんどは、先に述べたように、妄想状態やせん妄状態におちいる前には活性化していなかった、脳裏に数多ある潜在思考、そのなかの一つが活性化した顕在思考です。

一方、妄想やせん妄におちいった後、覚醒時思考と脳裏に共在する睡眠時思考の源は、妄想では、そのほとんどが妄想におちいる前に脳裏に描かれていた空想か回想で、せん妄では、目覚める前に脳裏に描かれていた睡眠時思考（夢思考）そのもの、と私は考えています。

もちろん、異常事態にならないかぎり、脳裏に覚醒時思考と睡眠時思考が共在することはない、すなわち、妄想やせん妄におちいることはないのですが、それでは、どんな仕組みで、脳裏に覚醒時思考と睡眠時思考が共在するような異常事態が発現するのか、それについては、前項、「I 2 妄想時やせん妄時には、脳裏に、覚醒時思考と睡眠時思考が共在し、それらでの像が同時に

描かれているのですが、その覚醒時思考の源は脳裏に数多ある潜在思考です」で述べてありますが、要約すると、妄想におちいることなく、普通に空想や回想から離脱する場合は、脳裏に描かれていたそれらの思考（空想や回想）は、空想や回想を描いていたときには活性化していなかった潜在思考の一つが活性化して覚醒時思考に変身すると、同時にその思考にとってかわられ、潜在思考に変身してしまいますし、せん妄におちいることなく普通に目覚める場合は、それまで脳裏に像を描いていた睡眠時思考（夢思考）は、目覚めて、眠っていたときには活性化していなかった潜在思考の一つが活性化して覚醒時思考に変身すると、ほぼ同時に、潜在思考に変身して脳裏に描かれていた像は消えてしまいます。これが、正常な、空想や回想からの離脱であり、また、睡眠時思考からの離脱です。それに対し、これは、主に、用済みになった思考の活性を低下させる機能が弱まることに起因する、と思われるのですが、脳裏に数多ある潜在思考の一つが活性化して覚醒時思考に変身しても、妄想におちいる場合は、空想や回想を描いていた思考が潜在化せずに睡眠領域に移行、睡眠時思考として顕在思考のまま残り、せん妄におちいる場合は、睡眠時思考（夢思考）が潜在化せずにそのまま残るのです。

先に、普通は、眠りにはいるとき、それまでの覚醒時思考がそのまま睡眠時思考に移行することはない、それは、睡眠時思考は無意識領域に、覚醒時思考は有意識領域に、それぞれある思考であり、しかも、睡眠時思考には当人の意思がいれられないが覚醒時思考には当人の意思がいれられる、このように、覚醒時思考と睡眠時思考、これら二つは、異なる領域にある、異なる性格の思考だから移行が難しいのではないか、と述べましたが、妄想が発症するときのように、空想や回想（覚醒時思考）が睡眠時思考に移行する場合は、例外的に、当人の意思がいれられる空想や回想が睡眠領域にはいると、それがそのまま当人の意思がいれられない睡眠時思考に変身するのです。なぜ、普通は、眠りにはいるとき、それまでの覚醒時思考がそのまま睡眠時思考に移行することがないのに、空想や回想だけが睡眠時思考（夢思考）に変身できるのか、という疑問が出てこなくはありませんが、それは、先に述べたように、空想や回想と夢の表現には、次元はあってもその秩序が崩壊している、という共通項があるからではないか、と私は想像しています。次元はとすると、逆に、目覚めるとき、睡眠時思考がそのまま空想や回想に移行してもいいように思えますが、それはなさそうです。

妄想時の脳裏には、空想や回想を描いていたときには活性化していなかった潜在思考、そのなかの一つが活性化して変身した覚醒時思考と、かっては覚醒時思考であった空想や回想が睡眠領域に移行して変身した睡眠時思考、この両者が共在することになります。したがって、妄想時、覚醒時思考での言動は正常であっていいのですが、次元はあってもその秩序が崩壊している睡眠時思考での言動は次元を超越していても不思議はないのです。

一方、せん妄時の脳裏には、眠って夢をみていたときには活性化していなかった潜在思考、そのなかの一つが活性化して変身した覚醒時思考と、目覚めてからも睡眠領域にそのまま残った、夢を描いていた睡眠時思考、この両者が共在することになります。したがって、せん妄時も、妄想時と同様、覚醒時思考での言動は正常であってていいのですが、次元はあってもその秩序が崩壊していている睡眠時思考での言動は次元を超越していても、これまた不思議はないのです。

目覚めていての現実の世界は次元の秩序が確立している四次元の世界ですが、空想や回想の世界も、また、眠っていての夢の世界も、四次元の世界ではあるのですが、その秩序が崩壊しています。したがって、妄想におちいると、妄想におちいる前に描いていた空想や回想が睡眠時思考に変身、その睡眠時思考で脳裏に描かれている次元の秩序が崩壊している像、それを、現実ないし真実、と誤認するのですし、また、せん妄におちいると、次元の秩序が崩壊している睡眠時思考（夢思考）で描かれている像、それを、現実ないし真実、と誤認するのですから、妄想時やせん妄時の言動が現実ばなれしたものであっても当然なのです（注5を参照してください）。

実際、妄想におちいったときは、睡眠時思考（夢思考）に変身した空想や回想で描かれたことがらを、現実ないし真実、と誤認するのですから、海を隔てた外国にはもちろん、月にさえも歩いていけますすし、すでに死んでしまった人が生きている姿で現れることも茶飯事です。また、せん妄におちいったときも、睡眠時思考（夢思考）で描かれた像を、現実ないし真実、と誤認するのですから、退社してから何年も経っているのにいまだ会社勤めをしていたり、また、すでに成人した自分の子どもが、赤ちゃんであったり、小学生であったりもするわけです。

このように、妄想時に脳裏に描かれる睡眠時思考での像は、妄想におちいる前に脳裏に描いていた空想か回想（覚醒時思考）で、これらが覚醒時思考であった間は、覚醒領域（有意識領域）

での現象で、当人の意思が自由にいれられますから、どのようなことがらを空想したり回想したりするかの選択が可能です。たとえば、当たってもいないのに、自分が、宝くじに当たって大金持ちになった、と空想し、それを確信すれば妄想になりますが、宝くじに当たったことを空想するかしないかは、当人の自由意志によるのです。かりに、それで大金持ち気分になって分不相応な高価な買い物をした、としても、それは当たってもいない宝くじに当たったことを自分の意思で空想したところからスタートしているのです。一方、せん妄時に脳裏に描かれる睡眠時思考での像は、せん妄におちいる前に睡眠時思考が脳裏に描かれていた夢（夢思考）そのものです。夢は無意識領域（睡眠領域）での現象で、無意識領域での現象には有意識領域で生みだされる意思がいれられませんから、当人は、どのようなことがらを夢にみるか、それを選択できません。せん妄の源になる夢思考、その内容は当人の有意識領域での意思とはかかわりがないのです。たとえば、自分が、宝くじに当たって大金持ちになった、こんな夢をみていて、目覚めてからもその夢思考が顕在思考のまま脳裏に残ればせん妄になりますが、かりに、それで大金持ち気分になって分不相応な高価な買い物をした、としても、妄想におちいっての場合と違い、それには有意識領域にある覚醒時思考は関与していないのです。しかも、夢思考自身も夢内容に関心がありませんから（夢思考は睡眠時の心のはたらきの強弱に関与することだけが役割、と私は理解しています。夢思考に、夢主の未来を暗示するなど、さまざまなはたらきを想定することが稀ではありませんが、実際には夢思考にそんなはたらきはないのです）、夢の表現に使われる材料は夢主の表層領域（思いだせる記憶の貯蔵庫）にある記憶から無選択的に取りだされることになります。したがって、夢に現れる確率は、「夢主の表層領域に大きくあることがら」が高くなるのです。たとえば、大小さまざまな大きさの物体で構成されている集合体に向けてやみくもに鉄砲を撃てば、小さな物体よりも大きな物体に命中する確率が高い、これと同じような理屈です。しかし、小さな物体に命中することが、確率は低いながらも、なくはありませんから、表層領域に残ってさえいれば、遠い過去の、ほとんど忘れかけたような人物が夢に出てきても不思議はありません。

繰りかえしになりますが、夢に出てきやすいのが心に大きくあることがらなのは、夢思考が表層領域にある記憶を無選択的に取りだしてその材料とするからです。夢主の有意識領域にある覚醒時思考は無意識領域にある夢思考の材料選びに関与できませんし、また、夢思考自身も材料選びに関心がないのです。年をとって若かりしころの夢をみる頻度が高くなるのは、最近のことは忘れても、昔のことは覚えている《十年以上前のエピソード記憶（過去に体験した出来事の記憶）は記憶に残りやすい》、したがって、夢主の表層領域の大きな部分を若かりし昔の出来事が占めているからであろう、と推測されるのです。

つまり、妄想の源、空想や回想の内容は当人の意思で自由に選択できるのですが、せん妄の源、夢の内容は、心に大きくあったことがらが選択される確率が高いにしても、当人の意思とは無関係に選ばれることになりますから、妄想状態にあるときの睡眠時思考による言動、それには当人の妄想におちいる前の覚醒時思考での意思が関与し、せん妄状態にあるときの睡眠時思考（夢思考）による言動、それには当人の覚醒時思考での意思は関与していないことになります。

ちなみに、あり得ないことや起こり得ないことを脳裏に描いていて（これは空想です）、その思考が、脳裏に数多ある潜在思考、そのうちの一つが、活性化し、覚醒時思考に変身したにもかかわらず、潜在化せずに睡眠領域に移行、睡眠時思考として残った場合に妄想になるのですが、かりに、あり得ることや起こり得ることを脳裏に描いていて（これは想像です）、同じような状況になった場合にも妄想になるのか、という問題があります。たしかに、この場合も、脳裏に覚醒時思考と睡眠時思考が共在することになりますから、妄想におちいっている、と理解するしかありませんが、しかし、それ（潜在化せずに睡眠領域に移行して睡眠時思考として残った、あり得ることや起こり得ることを脳裏に描いていた思考）が言動として表現されたとしても、まともな言動であれば、他からはその言動が睡眠時思考に由来するものかどうかはわからないわけですし、当人は覚醒時思考と誤認しているのですから、妄想におちいっていることを、当人が気づかないのはもちろん、他からもわかりません。したがって、この場合は、言動として表現はされますが、妄想におちいっていることを、当人も気づきませんし、他に気づかれることもないのです。

これは、次元があり、その秩序が確立している夢、すなわち、現実に、あり得ることや起こり得ることを夢にみていてせん妄におちいった場合にも同じことになります。したがって、ほとんどないのでしょうが、あり得ることや起こり得ることを、脳裏に描いていて妄想におちいった場合、夢にみていてせん妄におちいった場合、これらのほとんどは、当人も気づかないのですし、他にも気づかれないのですから、無視するよりほかないのです。

注5：空想や回想、そして、夢の世界での次元のあり様

私たち、夢をみる動物は、現実の世界と夢の世界に生きている、と私は考えています。現実の世界は、次元のある世界で、しかも、その秩序が整然とあります。空間にはひろさが、時間には長短が整然とあるのです。したがって、現実の世界では、空間の持つ間隔を超越することができませんから海を隔てた外国に歩いていくことはできませんし、時間の秩序が整然としていますから過去にもどることや未来を先取りすることもできません。一方、夢の世界では、次元はあるのですが、その秩序が崩壊していますから、海を隔てた外国になど、瞬時にほかの空間に移動することも、また、「覆水を盆に返す」など、過去にもどることもできます。要するに、夢は、次元の秩序を超越しての表現ができることで、時間の経過や長短、物体や空間の大きさや重量、これらのことに頓着も拘泥もしないのです。

空想や回想の世界も夢の世界と同じで、次元はあるのですが、その秩序が崩壊しています。つまり、夢は無意識領域での出来事で、空想や回想は有意識領域での出来事ですから、両者、存在する領域は違いますが、表現されることがらの次元のあり様は、同じ、ということになり、したがって、空想や回想のできることは夢にもみることができますし、夢にみることができることは空想や回想もできるのです。そして、それができるから、妄想におちいる際、覚醒時思考である空想や回想が睡眠時思考にすんなり変身できるのであろう、と私は考えているのです。

ちなみに、たしかに、空想や回想の世界も夢の世界も次元の秩序が崩壊しているのですが、無意識領域での夢思考と違い、空想も回想も有意識領域での覚醒時思考ですから、空想や回想、そこで表現されることがらは次元の秩序が崩壊している、このことが空想や回想をしている当人に認識されています。

## 4　脳裏に活性度の異なる複数の思考があった場合、心のはたらきの強弱は活性が高いほうの思考の活性度に連動します

普通、脳裏にあるのは、目覚めていれば覚醒時思考だけでしょうし、眠っていれば睡眠時思考だけでしょうから、目覚めと眠りを分け、覚醒度と睡眠深度を左右する心のはたらきの強弱は一つの思考の活性度に連動していればいいのですが、たとえば、覚醒時思考と睡眠時思考が共在する妄想やせん妄におちいったときのように、活性度の異なる思考が脳裏に共在したとき、心のはたらきの強弱はそれらの活性度とどのように連動するのか、という問題が出てきます。

妄想やせん妄は、脳裏に活性度の高い覚醒時思考と活性度の低い睡眠時思考が共在することで発症する、と考えられるのですが、その際、心のはたらきの強弱がそれらの活性度と連動する仕組みは、「そのどちらの活性度にも連動しない・両者の活性度に連動する」・「脳裏に占める覚醒

時思考と睡眠時思考、その大きさによって、小さいほうの思考の活性度に連動する・大きいほうの思考の活性度に連動する」・「脳裏に共在する覚醒時思考と睡眠時思考、これら二つのうち、活性が低いほうの思考の活性度に連動する・活性が高いほうの思考の活性度に連動する」、この六通りが考えられますので、そのなかのどれが合理的かを検討してみます。

### ⑴　心のはたらきの強弱は、覚醒時思考と睡眠時思考が脳裏に共在したとき、そのどちらの活性度にも連動しない

心のはたらきの強弱は思考の活性度と連動する、かりに、これが、正しい、とすれば、心のはたらきはそれによって強弱をたもっているのですから、覚醒時思考と睡眠時思考が脳裏に共在したとき、心のはたらきの強弱がそのどちらの活性度にも連動しない、となると、心のはたらきは活性を失い消えてしまいます。心のはたらきが消えてしまうのは、失神したときか脳死状態になったときしかないわけで、目覚めていても眠っていても、もちろん、妄想やせん妄におちいっても、心のはたらきが消えてしまう、こんなことはありませんから、当然ですが、覚醒時思考と睡眠時思考が脳裏に共在したとき、心のはたらきの強弱はそれらのどちらの活性度にも連動しない、これは否定されます。

### ⑵　心のはたらきの強弱は、覚醒時思考と睡眠時思考が脳裏に共在したとき、両者の活性度に連動する

覚醒時思考は、覚醒領域、すなわち、有意識領域での現象で、睡眠時思考は、睡眠領域、すなわち、無意識領域での現象です。したがって、心のはたらきの強弱が両思考の活性度に連動する、となれば、それは、同時に、有意識領域にある活性の高い覚醒時思考の活性度と、無意識領域にある活性の低い睡眠時思考の活性度に連動することになります。もちろん、心のはたらきの強弱にも、生きもののことですから、それなりの幅はあるのでしょうが、しかし、それ（心のはたらきの強弱）を有意識領域から無意識領域にまでひろげては、心身がそれにどのように対応したらいいのかがわからなくなりそうなのです。

心のはたらきの強弱、その強まりが一定のレベルを超えれば目覚め、その弱まりが一定のレベルを超えれば眠るのですから、かりに、心のはたらきの強弱が、幅をひろげて、覚醒時思考と睡眠時思考、両者の活性度に連動した、とすると、体側は、目覚めていながら眠っている、あるいは、眠っていながら目覚めている、こんな状態になるしかないことになります。しかし、これは、あり得ない矛盾した状態ですから、したがって、覚醒時思考と睡眠時思考が脳裏に共在したとき、心のはたらきの強弱は、覚醒時思考と睡眠時思考、両者の活性度に連動する、これも否定されることになります。

### (3) 心のはたらきの強弱は、脳裏に占める覚醒時思考と睡眠時思考、その大きさによって、小さいほうの思考の活性度に連動する

心のはたらきの強弱が、活性度に関係なく、脳裏に小さくある思考に連動する、とすると、脳裏に覚醒時思考と睡眠時思考が共在したとき、脳裏に占める、覚醒時思考の比率が小さければ、心のはたらきの強弱は覚醒時思考の活性度に連動しますから目覚めていて、睡眠時思考の比率が小さければ、心のはたらきの強弱は睡眠時思考の活性度に連動しますから眠ってしまうことになります。

つまり、脳裏に覚醒時思考と睡眠時思考が共在したとき、そこ（脳裏）に占める、覚醒時思考の比率が小さければ、目覚めているのですから、目覚めていることが発症の条件である妄想やせん妄もあり得るのですが、睡眠時思考の比率が小さければ眠ってしまう、これでは、脳裏に占める睡眠時思考の比率が五〇％以上でないと眠ってしまうわけで、すなわち、妄想やせん妄の症状がはげしくなるときだけ目覚めていて、症状が目だたなくなると眠ってしまうことになります。

しかし、実際には、妄想やせん妄の症状がはげしいときだけ目覚めていて、症状がおさまってくると眠ってしまう、こんなことはなく、睡眠時思考の脳裏に占める比率が小さくなって妄想やせん妄の症状が表出されなくなれば外見的にはほぼ正常な状態になって普通に生活ができるのですから、もちろん、睡眠時思考の脳裏に占める比率が小さくなっても目覚めているわけで、脳裏に覚醒時思考と睡眠時思考が共在したときの心のはたらきの強弱は脳裏に小さくある思考の活性度

に連動する、これもあり得ないことになるのです。

## (4) 心のはたらきの強弱は、脳裏に占める覚醒時思考と睡眠時思考、その大きさによって、大きいほうの思考の活性度に連動する

心のはたらきの強弱が、思考の活性度に関係なく、脳裏に占める比率の大きい思考の活性度に連動する、とすると、妄想時やせん妄時のように、脳裏に覚醒時思考と睡眠時思考が共在したとき、覚醒時思考の脳裏に占める比率が大きければ、心のはたらきの強弱は覚醒領域にある活性の高い覚醒時思考の活性度に連動することになり、これは目覚めていることでもありますから、目覚めていることが必須の条件である妄想やせん妄におちいっていていいのですが、睡眠時思考の脳裏に占める比率が大きくあると、心のはたらきの強弱は睡眠領域にある活性の低い睡眠時思考の活性度に連動することになりますから、心のはたらきが弱まって眠ってしまい、妄想やせん妄から離脱することになります。これは、妄想やせん妄の源、睡眠時思考の脳裏に占める比率が大きくなる、すなわち、妄想やせん妄の症状がはげしく表出されるような状況になると、眠ってそれら（妄想やせん妄）から離脱することになるのですが、しかし、現実、妄想やせん妄の症状がはげしく表出されるような状況になると眠ってそれら（妄想やせん妄）から離脱する、こんなことはあり得ませんので、脳裏に覚醒時思考と睡眠時思考が共在したとき、心のはたらきの強弱は脳裏に大きくある思考の活性度に連動する、これが否定されるのは当然なのです。

### ⑸　心のはたらきの強弱は、脳裏に共在する覚醒時思考と睡眠時思考、これら二つのうち、活性が低いほうの思考の活性度に連動する

妄想やせん妄は、脳裏に活性の高い覚醒時思考と活性の低い睡眠時思考が共在することで発症するのですが、その際、心のはたらきの強弱が、これら二つのうち、活性の低いほうの思考の活性度に連動する、とすれば、心のはたらきの強弱は、そのどちらが脳裏に占める比率が大きくても、活性の低い睡眠時思考の活性度に連動することになりますから、妄想やせん妄が発症するような状態になると、かならず眠ってしまうことになります。脳裏に覚醒時思考と睡眠時思考が共在すると眠ってしまう、これでは、脳裏に覚醒時思考と睡眠時思考が共在し、しかも、目覚めていることが発症の条件である妄想もせん妄もあり得なくなりますので、心のはたらきの強弱は、脳裏に共在する覚醒時思考と睡眠時思考、これら二つのうち活性の低いほうの思考の活性度に連動する、これも、当然ながら、否定されます。

### ⑹　心のはたらきの強弱は、脳裏に共在する覚醒時思考と睡眠時思考、これら二つのうち、活性が高いほうの思考の活性度に連動する

以上述べてきた五つが否定されれば、残りは、心のはたらきの強弱は、覚醒時思考と睡眠時思考が脳裏に共在したとき、どちらが大きく脳裏にあっても、その大きさに関係なく、活性の高いほうの思考、すなわち、覚醒時思考の活性度に連動する、これしかなくなります。

心のはたらきの強弱は、脳裏に活性度の異なる思考が共在したとき、活性が高いほうの思考の活性度に連動する、それがなぜ正しいのかを、妄想とせん妄を例に要約すると、次のようになります。

私は、妄想もせん妄も、その源は睡眠時思考（妄想の源、そのほとんどは空想や回想が変身した睡眠時思考、せん妄の源は夢思考がそのまま残った睡眠時思考）で、目覚めていながら、脳裏に、覚醒時思考と睡眠時思考が共在し、それらの像が同時に描かれることで発症する、と理解しています。それが正しければ、妄想もせん妄も目覚めていての現象ですから、それらが発症するには、脳裏に、覚醒時思考がなければなりませんし、また、妄想やせん妄の源が睡眠時思考ですから睡眠時思考もなければなりません。当然ですが、妄想もせん妄も目覚めていての現象で、目覚めているためには、心のはたらきの強弱が覚醒領域になければなりませんから、したがって、妄想時やせん妄時に心のはたらきの強弱と連動している思考は覚醒領域にある覚醒時思考にかぎられることになるのです。なぜなら、妄想やせん妄におちいったときは脳裏に覚醒時思考と睡眠時思考が共在していて、睡眠時思考が覚醒時思考よりも脳裏に大きくある場合もあるわけで、そのような状態になったとき、心のはたらきの強弱が睡眠領域にある睡眠時思考の活性度に連動すれば、心のはたらきの強弱も睡眠領域にはいって眠ってしまうに違いないからです。そして、妄想時やせん妄時に心のはたらきの強弱が連動しているのは覚醒時思考の活性度のみである、これが事実であれば、先にも述べましたが（「Ⅰ1　妄想もせん妄も、目覚めていながら、覚醒時思考と睡眠時思考が脳裏に共在することで発症します」）、覚醒時思考と睡眠時思考、この二つの思考の基本的な違いが、覚醒時思考は活性度が高く、睡眠時思考は活性度が低い、ここにありますので、脳裏に活性度の異なる複数の思考が共在したときは、心のはたらきの強弱は活性が高いほうの思考の活性度に連動する、ということにもなるのです。

脳裏に覚醒時思考と睡眠時思考が共在すれば心のはたらきの強弱は活性の高い覚醒時思考の活性度に連動して目覚めているはずですから実際にはあり得ないのですが、かりに、眠っているときに覚醒時思考と睡眠時思考が脳裏に共在することがある、としても、眠っていれば言動として表出されず、妄想やせん妄におちいっているとはいえません。それで、妄想やせん妄が発症するには目覚めていることが必須、という条件がつくので、それを充たすためには、脳裏に覚醒時思考と睡眠時思考が共在したときに心のはたらきの強弱と連動するのは、それらの脳裏に占める比率の大きさに関係なく、活性が高いほうの覚醒時思考の活性度にかぎられる、このような現象も不可欠になるのです。

つまり、心のはたらきの強弱が睡眠領域にある睡眠時思考の活性度に連動しては、眠ってしまい、妄想状態やせん妄状態になり得ないので、脳裏に覚醒時思考と睡眠時思考が共在したとき、そのどちらの脳裏に占める比率が大きくなっても妄想状態やせん妄状態があり得るためには、心のはたらきの強弱は、常に、覚醒領域にある覚醒時思考の活性度に連動していなければならないのです。このことは、先にも述べたように、覚醒時思考と睡眠時思考の基本的な違いが活性度が高いか低いかにあるのですから、脳裏に複数の思考が共在したとき、心のはたらきの強弱が連動するのは活性が高いほうの思考の活性度にかぎられる、ということでもあるのです。

ちなみに、脳裏に複数の思考が共在したとき、心のはたらきの強弱が連動するのは活性が高いほうの思考の活性度にかぎられる、これが間違っていなければ、妄想時やせん妄時のように、脳裏に覚醒時思考と睡眠時思考が共在したとき、心のはたらきの強弱は、覚醒時思考であるかぎり、その活性は睡眠時思考の活性よりも高いわけですから、覚醒時思考の活性度に連動して目覚めています。たしかに、脳裏に覚醒時思考と睡眠時思考が共在したときは目覚めているのですが、しかし、覚醒時思考の活性が高まらず、しかも、共在している睡眠時思考の脳裏に占める比率が大きくなると、それに相応して覚醒度が低下しますから、妄想時やせん妄時、とくに潜在思考が変身した覚醒時思考の活性が高まりにくい目覚め直後のせん妄時には、朦朧《もうろう》状態になることがあっても少しも不思議な現象ではないのです。

## 5　妄想とせん妄の違いは、出発点が違う、これだけです

妄想もせん妄も、出来上がりは、目覚めていながら覚醒時思考と睡眠時思考が脳裏に共在している、この状態で同じなのですが、出発点に、妄想は、空想や回想を脳裏に描いている、すなわ

ち、目覚めている状態からスタートし、せん妄は、夢をみている、すなわち、眠っている状態からスタートする、このような違いがある、と私は理解しています。つまり、妄想とせん妄、この二つの違いは、出来上がりが同じですから、出発点、これだけでしかなく、したがって、出来上がった状態からだけでは、それが妄想であるのかせん妄であるのかの区別ができにくい例があって当然なのです。

妄想のほとんどは、その源になる思考が目覚めていての空想ないし回想（覚醒時思考）ですから、昼間に発症することが多く、せん妄は、その源になる思考が眠っていての夢思考（睡眠時思考）ですから、夜間に発症することが多くなります。ただし、もちろん、夜なかに目覚めて空想や回想をすることがありましょうし、お昼寝でも夢はみますから、妄想が夜に発症することや、せん妄が昼間発症することがあっても不思議ではありません。また、妄想は昼間に、せん妄は夜間に、それぞれ発症することが多い、これは間違いないにしても、妄想からの離脱もせん妄からの離脱も、眠りにはいるか、あるいは、妄想やせん妄の源になっている睡眠時思考が活性を失い、その睡眠時思考で描かれている像が脳裏から消えないかぎりあり得ないのですから、妄想の症状が夜間にまでつづいたり、せん妄の症状が昼間にまでつづくことも普通にあるのです。

## 6　妄想もせん妄も、異常な言動の源が無意識領域にある睡眠時思考ですから、他からはもちろん、当人であってもその思考を修正することはできません

妄想におちいったときもせん妄におちいったときも、脳裏に、覚醒時思考と睡眠時思考が共在し、それらによる像が描かれていて、その両方を、覚醒時思考、と認識し、しかも、覚醒時思考で表現されていることがらはともかく、次元の秩序が崩壊している睡眠時思考で表現されていることがらをも、現実ないし真実、と誤認するのですが、無意識領域にある睡眠時思考には当人といえども有意識領域にある覚醒時思考での意思がいれられませんから、睡眠時思考部分は、他からはもちろん、自らの覚醒時思考による意思によっても修正はできません。

逆にいえば、あり得ないことや起こり得ないことを脳裏に描き、それを、現実ないし真実、と確信し、それを、他からはもちろん、自身でも修正することができなくなれば、その思考は、有意識領域から無意識領域に移行したことになるのです。なぜなら、なにかを思い描いた、としても、それが有意識領域にある覚醒時思考でのことであれば、覚醒時思考には当人の意思が自由にいれられるのですから、他人の意見を取りいれる、自身で考えなおす、このようなことで修正ができるはずだからです。

妄想やせん妄におちいった場合も、目覚めていながら睡眠時思考に変身した空想や回想、目覚

めながら眠っていたときのまま睡眠領域に残った夢思考（睡眠時思考）、これら睡眠時思考で脳裏に描かれていることがらを、現実ないし真実、と確信していて他からも自らも修正できないので、そこからの離脱は、当人が眠りにはいったときはともかく（「Ⅰ12 眠りは、かならず、妄想やせん妄から離脱させます」を参照してください）、説得によっては不可能なのですから、情報を正しく認識し、それに正しく対応できる覚醒時思考にはたらきかけて、覚醒時思考の脳裏に占める比率が大きくなり、妄想やせん妄の源になっている睡眠時思考の脳裏に占める比率が小さくなることを期待するか、生活環境の改善などによる自然の経過で睡眠時思考の活性が低下し、それが潜在思考に変身して脳裏から睡眠時思考で描かれていた像が消えてくれるのを待つしかないのです。

## 7　妄想やせん妄がいくつかのグループに区分されることがありますが、これは、妄想におちいる前に脳裏に描いていた空想や回想、せん妄におちいる前にみていた夢（夢思考）、それらの内容の違いでしかありません

妄想は貧困妄想や誇大妄想などに区分されることがありますが、これらは妄想におちいる前に脳裏に描いていた空想や回想の内容が反映されたものでしかありませんし、せん妄は作業せん妄（職業せん妄）や振戦せん妄などに区分されることがありますが、これらはせん妄におちいる前

にみていた夢（夢思考）の内容が反映されたものでしかないのです。このことは、妄想はその源が空想や回想にあり、せん妄はその源が夢思考にありますから、当然であり、少しも不思議ではありません。

たとえば、昔の貧困時代を回想していて、脳裏に数多ある潜在思考の一つが、活性化し、覚醒時思考に変身したとき、回想から離脱しなければならないにもかかわらず、その回想が潜在化せずに睡眠領域に移行して睡眠時思考として脳裏に残れば貧困妄想になるでしょうし、会社に勤めて作業をしていた昔を夢にみていて、目覚めて、脳裏に数多ある潜在思考の一つが、活性化し、覚醒時思考に変身したにもかかわらず、その夢思考が潜在化せずにそのまま脳裏に残れば作業せん妄になるのです。

## 8　幻覚（幻視・幻聴）の源は空想か回想、ないし、夢思考です

幻覚は、現実には存在しないものがみえたり、現実には存在しない音が聞こえるのですが、まったく脳裏にない現象、それも現実には存在しないそれらが、理由なく、みえたり聞こえたりすることは、まずないので、たとえば、暗い夜道を歩いていて、お化けが出そうだなあ、と考えていると（空想）、お化けが目の前に現れたり、自分の子どもが小さかったころのことを夢にみ

ていて（回想の夢）、目覚めてからもその夢から覚めず（せん妄）、その子が目の前に現れたりするように、幻覚を感受するときは幻覚となって現れる対象を、空想か回想で脳裏に描いていたか、あるいは、夢にみていたはずなのです。

もちろん、空想も回想も覚醒時思考ですので、空想や回想を脳裏に描いている段階では妄想におちいっているわけではありませんし、眠って夢をみている状態も、眠っているのですから、せん妄におちいっているのではありません。ただし、空想や回想で描かれていた、現存しないものや音、それらが、現実、として感受され、しかも、それが確信されて、他からはもちろん、自らの意思でも修正できなくなったとき、その確信は、無意識領域での現象、すなわち、睡眠時思考に移行してのもの、と考えて間違いなく、したがって、空想や回想で描かれていた、現実には存在しないものがみえたり、現実には存在しない音が聞こえ、それを確信した人は、幻覚は目覚めていなければあり得ない現象ですから、覚醒時思考と睡眠時思考が脳裏に共在する妄想におちいっていることになるのです。また、目覚めてから、夢にみていた、実際には存在しないものがみえたり、実際には存在しない音が聞こえ、それらが、現実、として感受され、しかも、それが確信されて、他からはもちろん、自らの意思でも修正できなくなったときは、目覚めても夢から離脱していないことになりますから、脳裏に覚醒時思考と睡眠時思考が共在している、すなわち、せん妄におちいっての現象で、ここで、みえたもの、聞こえた音の源は夢（夢思考）にあることになるのです。

つまり、幻覚となって現れる対象のほとんどは、それが覚醒時思考であるか睡眠時思考であるかはともかく、感受される前に当人の脳裏に描かれていたものや音のはずで、幻覚となって現れるにはそれなりの根拠があるのです。

## 9　妄想もせん妄も、共に、生活環境が不満足であるときに発症しやすくなります

妄想とせん妄、両者は共に、生活環境が充たされたものでないときに発症しやすくなります。生活環境が充たされたものでないと、そこからの逃避をこころみて、空想や回想を描きがちになるのですが、それが妄想に移行するのはより不満が大きい場合が多いのです。せん妄の多くも、現状に不満があると、若かりし昔を懐かしむこと（回想）が多くなり、つれて、それら昔の出来事が心の大きな部分を占めるようになって夢に出てくる確率が高くなります。とすると、必然的に、それらの夢を源にしたせん妄におちいって、若かりし昔を、現実、と誤認することも多くなるのです。

かりに、妄想やせん妄を、充たされていない現状からの逃避、ととらえると、空想や回想は、それをするかしないか、そして、どんなことを脳裏に描くか、それらを自分の意志で自由に選択できますから、空想や回想を源として発症する妄想は、充たされていない現状からの積極的な逃

避行為、一方、夢主であっても、どんな夢をみるか、それを自分の意志では選択できませんから、せん妄は、充たされていない現状からの消極的な逃避行為、ということになるのかもしれません。

## 10　年をとると、用済みになった思考の活性を低下させ、それを潜在思考に変身させる機能が弱まります

空想や回想から離脱するには、覚醒時思考であるそれら（空想や回想）を脳裏に描いている途中、そのときには潜在思考であったなかの一つが、活性化、顕在思考（覚醒時思考）に変身して脳裏に像が描かれたとき、空想や回想を描いていた思考は、不活性化し、潜在思考に変身しなければなりませんし、夢思考から離脱するには、目覚めて、眠っていたときには潜在思考であったなかの一つが、活性化、顕在思考（覚醒時思考）に変身して脳裏に像が描かれたとき、それと同時に、夢思考は、不活性化し、潜在思考に変身しなければなりません。その際、空想あるいは回想を描いていた思考や夢思考、それらの活性を低下させ、潜在思考に変身させるのが、「用済みになった思考の活性を低下させ、それを潜在思考に変身させる機能」なのです。この機能のはたらきが弱まると、空想や回想を描いていた思考は、潜在思考であったなかの一つが、活性化、顕在思考に変身して覚醒時思考になったとき、活性は低下するものの、潜在化するにまでいたらず、

睡眠領域にとどまって睡眠時思考となって残り、結果は、潜在思考が顕在思考に変身した覚醒時思考と、潜在化せずに、睡眠領域にとどまって睡眠時思考となって残った空想や回想を描いていた思考が脳裏に共在して妄想におちいることになりますし、夢思考は、目覚めて、潜在思考であったなかの一つが、活性化、顕在思考に変身して覚醒時思考になっても、活性が低下せず、したがって、潜在化せずにそのまま夢思考として残りますから、やはり、潜在思考が顕在思考に変身した覚醒時思考と、潜在化せずに睡眠領域にそのままとどまっている夢思考（睡眠時思考）が脳裏に共在してせん妄におちいることになるのです。

統合失調症や認知症に罹患したときばかりではなく、年をとるだけでも妄想やせん妄におちいりやすくなるのですが、それは、年をとると、妄想やせん妄の源になる空想場面や回想場面を、脳裏に描いたり、夢にみることが多くなることもありますが、加えて、用済みになった思考の活性を低下させ、それを潜在思考に変身させる機能のはたらきが弱まるからなのです。とくに、用済みになった思考の活性を低下させるはたらきの加齢による弱まりがその（加齢が妄想やせん妄におちいりやすくさせていること）主役をはたしているのではないか、と私は考えています。

妄想におちいらずに空想や回想から離脱するには、潜在思考であったなかの一つが、活性化、顕在思考に変身して覚醒時思考になったとき、空想や回想を描いていた思考の活性を充分に低下させてそれらを潜在思考に変身させること、また、せん妄におちいらずに夢思考（夢）から離脱するには、潜在思考であったなかの一つが、活性化、顕在思考に変身して覚醒時思考になったとき、夢思考の活性を充分に低下させてそれを潜在思考に変身させること、これが必須ですから、年をとっての用済みになった思考の活性を低下させる機能のはたらきの弱まりは妄想やせん妄におちいりやすくなる大きな要因になるのです。

ちなみに、子どもは、容易に、飛行機に乗ればパイロットになりきったり、気にいった漫画があればその主人公になりきったりしますし、また、夜間、ねぼけることが多いのですが、なりきるのは妄想で、ねぼけるのはせん妄であることが稀ではないのです（注6を参照してください）。子どもが妄想やせん妄におちりやすくなるのは、用済みになった思考の活性を低下させ、それを潜在思考に変身させる機能が未発達だからですし、お年よりが妄想やせん妄におちりやすくなるのは、その機能が子どもがえり現象によって弱まるからですが、いずれにしても、年をとることは子どもにかえることでもありますので、お年よりも、子どもと同じように、妄想やせん妄におちいりやすくなって当然なのかもしれません。

注6：ねぼけ

ねぼけは、普通、睡眠酩酊（錯乱性覚醒）の持続時間の短いもの（数秒以内）をいうようですが、発症の仕組みから、二つに分けられる、と考えられます。

一つは、目覚めて、潜在思考の一つが、活性化、覚醒時思考に変身したにもかかわらず、それまでの睡眠時思考がそのまま残って、覚醒時思考と睡眠時思考が脳裏に共在することで発症する、すなわち、せん妄であるねぼけで、他の一つは、心のはたらきの強弱と思考活性の連動機構の生理的な範囲内での乖離か、それに瑕疵が生じての乖離かはともかく、心のはたらきの強弱と思考活性の乖離幅が大きくなり、心のはたらきの強弱は覚醒領域にはいって目覚めながら、思考が浅い眠りの領域に残ることで発症する、すなわち、レム睡眠行動障害に類似のねぼけです。

## 11　再発を繰りかえす妄想やせん妄は、その間、かならずしもそれらから離脱しているのではないのです

目覚めがつづいているなかでも、いっときは妄想状態やせん妄状態から離脱しながら、ふたたび同じような妄想状態やせん妄状態におちいる、こんな例は珍しくありません。このような例のなかには、症状として表出されていない間、いったんは妄想やせん妄から離脱し、ふたたび同じ症状のそれらにおちいる、こんなものもふくまれているかもしれませんが、しかし、目覚めがつづいているなかで離脱や再発を繰りかえしている妄想やせん妄、それらのほとんどは、離脱しているかにみえたその間、妄想状態やせん妄状態から離脱しているのではなく、脳裏に占める妄想やせん妄の源になっている睡眠時思考の比率が小さくなり、多くの部分を覚醒時思考が占めるからであろう、と考えられます。脳裏に覚醒時思考と睡眠時思考が共在していても、脳裏に占める

睡眠時思考の比率が小さくなり、その多くの部分を覚醒時思考が占めると、睡眠時思考が言動として表出されなくなって、一見、妄想やせん妄から離脱したかのようにみえることがあるのです。したがって、そのような場合、いっときは脳裏に占める睡眠時思考の比率が小さくなって症状として表出されなくなっても、なんらかの出来事を契機として、脳裏に占める睡眠時思考の比率が大きくなり、再度、妄想症状やせん妄症状が表面化することがあるのは、「Ⅰ1 妄想もせん妄も、目覚めていながら、覚醒時思考と睡眠時思考が脳裏に共在することで発症します」で述べてあるように、当然なのです。

つまり、目覚めていながら、同じような症状の妄想状態やせん妄状態におちいったり離脱したりが繰りかえされているような例のほとんどは、妄想やせん妄から離脱したかにみえたその間も、それらから完全に離脱しているのではなく、脳裏に占める妄想やせん妄の源になっている睡眠時思考の比率が小さくなり、たとえば、休火山のように、それが症状として表出していないだけ、このように理解するのが合理的、と考えられるのです。

しかも、脳裏に占める妄想やせん妄の源になっている睡眠時思考の比率が小さくなり、それが症状として表出していないだけ、このような現象は、短時間型の妄想やせん妄ばかりではなく、眠りを経ても再発を繰りかえす持続型の妄想やせん妄でも普通にあり得る、と思われます（短時間型の妄想やせん妄、持続型の妄想やせん妄については「Ⅰ13 短時間型妄想・短時間型せん妄・持続型妄想・持続型せん妄」を参照してください）。たとえば、神仏は実在する、と確信する妄想におちいっている場合、それが、眠りを経ての再発を繰りかえしていて、ときに、人前で神仏の実在を主張するなど、脳裏に占める睡眠時思考の比率が大きくなり、妄想の症状が強く表出することがあるにしても、日ごろの生活が普通にできていれば、その間はほとんど症状として表に現れていないのですから、症状として表に現れていないその間は、覚醒時思考と共在している睡眠時思考の脳裏に占める比率が小さくなっているのであろう、と考えられるのです。

## 12 眠りは、かならず、妄想やせん妄から離脱させます

妄想もせん妄も、脳裏に覚醒時思考と睡眠時思考が共在することで発症するのですから、目覚めていての現象です。なぜなら、脳裏に複数の思考がある場合、心のはたらきの強弱は、活性度の高いほうの思考活性に連動するので（「Ｉ４ 脳裏に活性度の異なる複数の思考があった場合、心のはたらきの強弱は活性が高いほうの思考の活性度に連動します」を参照してください）、睡眠時思考よりも活性の高い覚醒時思考があれば、そちらに連動して目覚めているはずだからです。したがって、眠っている状態での脳裏には覚醒時思考が存在せず、そこ（眠っている状態での脳裏）にあるのは睡眠時思考だけになりますから、眠れば、覚醒時思考と睡眠時思考が共在することで発症する妄想からもせん妄からも離脱することになるのです。

## 13　短時間型妄想・短時間型せん妄・持続型妄想・持続型せん妄

「Ⅰ12 眠りは、かならず、妄想やせん妄から離脱させます」で述べたように、眠っている間は、脳裏に覚醒時思考が存在しないのですから、妄想やせん妄から離脱しているのは間違いないにしても、そのまま妄想やせん妄から離脱してしまうケースと、目覚めと同時にそれらが再発するケースがあります。そのような違いの生じる仕組みを考えてみます。

普通、眠りにはいる場合は、かりに、目覚めていたときの覚醒時思考が空想や回想であった、としても、その（覚醒時思考）活性が低下し、それに連動している心のはたらきが弱まって眠りにはいると、それまで脳裏に潜んでいた数多の潜在思考、そのなかの一つが、活性化、顕在思考（睡眠時思考）に変身して脳裏に像が描かれ、同時に、それまでの覚醒時思考は、活性を失い、潜在思考となって脳裏に描かれていた像は消えてしまいます。このような眠りで脳裏にある思考は、正常な睡眠時思考、すなわち、目覚めていたときには潜在していた思考、それが顕在思考に変身した睡眠時思考だけです。このように、脳裏に正常な睡眠時思考だけがある眠りからの目覚めのほとんどは、当然、目覚めて、脳裏に潜んでいた潜在思考の一つが、活性化、覚醒時思考（これは正常な覚醒時思考です）に変身すると、同時に、睡眠時思考は、不活性化、潜在思考に変身しますから、目覚め後の脳裏にあるのは正常な覚醒時思考のみになります。

正常な状態では、眠りにはいる前の思考は覚醒時思考のみで、この思考は、眠って、目覚めていたときには潜在していた思考、それが顕在思考に変身した睡眠時思考が現れると、ほとんどがその思考といれかわって潜在化しますから、眠りにはいってから脳裏に描かれる思考は、潜在していた思考が顕在思考に変身した睡眠時思考だけです。もちろん、この思考は、正常な睡眠時思考で、次に目覚めるときは潜在思考が顕在化した覚醒時思考といれかわりに潜在化しますから、目覚め後の脳裏にあるのは正常な覚醒時思考のみになります。

一方、妄想やせん妄におちいっている状態から眠りにはいる場合は、眠りにはいる前の脳裏に覚醒時思考と睡眠時思考が共在しているのですから、たとえば、眠りにはいるとき、眠る前の覚醒時思考と妄想やせん妄の源になっていた睡眠時思考が共に潜在化し、眠ってからの脳裏には正常な睡眠時思考（脳裏に潜んでいた潜在思考の一つが、活性化、変身した睡眠時思考）のみしか存在しない・眠りにはいるとき、眠る前の、覚醒時思考のみが潜在化し、妄想やせん妄の源になっていた睡眠時思考がそのまま残ったために、眠りにはいってからの脳裏には、正常な睡眠時思考と妄想やせん妄の源になっていた睡眠時思考、この二つの思考が共在する・眠りにはいるとき、眠る前の覚醒時思考のみが潜在化、しかも、脳裏に潜んでいる潜在思考が、活性化せず、睡眠時思考に変身しなかったために、眠りにはいってからの脳裏には妄想やせん妄の源になっていた睡眠時思考のみが存在する、などなど、眠りにはいってからの脳裏に描かれる思考のあり様は多様になり、そのあり様の違いで、眠ることで妄想やせん妄から完全に離脱するのか、次の目覚めでそれら（妄想やせん妄）が再発するのかが決まってきます。

たしかに、妄想やせん妄におちいっている状態では脳裏に覚醒時思考と睡眠時思考が共在しているのですから、そこからの眠りで脳裏に描かれる思考、そのあり様は多様になる、と思いますが、しかし、結論から先にいえば、実際に眠りによって妄想やせん妄から完全に離脱するのは、眠りにはいる際、正常な覚醒時思考といっしょに妄想やせん妄の源になっている睡眠時思考も潜在化するか、眠りを経ての目覚めの際、正常な睡眠時思考といっしょに妄想やせん妄の源になっている睡眠時思考も潜在化するかのどちらかである場合です。眠りにはいる際、正常な覚醒時思考といっしょに妄想やせん妄の源になっている睡眠時思考が潜在化すれば、眠ってからの脳裏にあるのは眠る前には潜在していた潜在思考の一つが活性化して変身した正常な睡眠時思考だけになり、しかも、その睡眠時思考のほとんどは、目覚めと同時に、眠っているときには潜在していた潜在思考が活性化して変身した覚醒時思考にとってかわられ、潜在化してしまいます。とすれば、目覚めてからの脳裏にあるのは正常な覚醒時思考のみになりますから、妄想やせん妄から離脱していることになります。また、妄想やせん妄の源になっている睡眠時思考が、眠りを経ての目覚めの際、正常な睡眠時思考といっしょに潜在化した場合も、目覚め後の脳裏にあるのは、眠っていたときには潜在していた潜在思考の一つが活性化して変身した正常な覚醒時思考のみになりますから、妄想やせん妄から離脱することになるのです。

ただし、眠ることで妄想やせん妄から離脱した症例に遭遇しても、それが、眠りにはいる際に正常な覚醒時思考といっしょに妄想やせん妄の源になっている睡眠時思考が潜在化したのか、目覚める際に正常な睡眠時思考といっしょに妄想やせん妄の源になっている睡眠時思考が潜在化したのか、それが判別できるケースはありません。

一方、眠ることでいったんは妄想やせん妄から離脱しても、目覚めと共に再発するのは、眠りにはいる際も、また、眠りを経ての目覚めの際も、妄想やせん妄の源になっている睡眠時思考が潜在化せず、脳裏にそれがありつづける場合です。

眠りにはいる際に、妄想やせん妄の源になっている睡眠時思考が正常な覚醒時思考といっしょに潜在化してしまえば、眠ってからの脳裏にあるのは正常な睡眠時思考だけになりますから、問題なく、妄想やせん妄から離脱することになるのですが、妄想やせん妄の源になっている睡眠時思考が潜在化しなければ、眠ってからの脳裏には、目覚めていたときには脳裏に潜んでいた数多の潜在思考、そのなかの一つが活性化して変身した睡眠時思考、すなわち、正常な睡眠時思考と、目覚めていたときに妄想やせん妄の源になっていた睡眠時思考、これら性質の異なる二つの睡眠時思考が共在することになります。とすれば、目覚めは、脳裏に、正常な睡眠時思考と妄想やせん妄の源になっている睡眠時思考、これら性質の異なる二つの睡眠時思考が共在している状態からになります。目覚める際、正常な睡眠時思考、そのほとんどは、脳裏に潜んでいた数多の潜在思考、そのなかの一つが活性化した覚醒時思考にとってかわられ、活性を失い、潜在思考に変身するのですが、しかし、妄想やせん妄の源になっている睡眠時思考、これは、正常な睡眠時思考と質的にどのような違いがあるのかはともかく、目覚めと同時に、正常な睡眠時思考が潜在化するのといっしょに潜在化することもありますし、潜在化せずにそのままありつづけることもあるのです。目覚めと同時に、正常な睡眠時思考が潜在化するのといっしょに妄想やせん妄の源になっている睡眠時思考が潜在化すれば妄想やせん妄から離脱するのですが、目覚め後の脳裏に妄想やせん妄の源になっている睡眠時思考がありつづければ、目覚め後の脳裏には、眠っていたときには潜んでいた数多の潜在思考、そのなかの一つが活性化して変身した覚醒時思考があるのですから、結果は、脳裏に覚醒時思考と睡眠時思考が共在することになり、すなわち、目覚めと共に、妄想ないしせん妄が再発することになるのです。

つまり、妄想やせん妄におちいっている状態から眠りにはいった場合、眠りにはいる際も、また、眠りを経ての目覚めの際も、妄想やせん妄の源になっている睡眠時思考が潜在化せず、脳裏にそれがありつづけると、妄想やせん妄が再発するのです。

しかも、妄想やせん妄の源になっている睡眠時思考は、眠る前後で、同じものですから、表出される症状も同じものになります。したがって、この場合は、妄想やせん妄状態が眠りをはさんでつながっている、と考えてもいいわけです。たとえば、「自分は連れ合いに捨てられる」、と確信する、「捨てられ妄想」などは何日もつづくことがありますが、このような妄想の源になっている睡眠時思考が、潜在化することなく、顕在思考のまま脳裏に定着してしまえば、眠ることでいったんは妄想から離脱しても、目覚めるたびに再発しますから、何日も、ときには、年余にわたって、同じ症状の妄想がつづいても不思議ではないのです。

ちょっと話が理屈っぽくなってしまいましたが、きわめて簡略化して表現すると、次のようになります。

妄想もせん妄も、脳裏に覚醒時思考と睡眠時思考が共在しているのですが、目覚めていることが発症の条件ですから、眠れば、脳裏にそれがあれば目覚めてしまう覚醒時思考は存在しないことになり、とりあえずは、妄想やせん妄から離脱することになります。このように、妄想やせん妄におちいっているだれもが眠ればそこから離脱するのですが、次に目覚めた際、再発するケースと、離脱したままで再発をしないケースとに分かれます。

眠りによって妄想やせん妄から離脱するケースは、眠りにはいるとき、あるいは、眠りを経ての目覚めのとき、妄想やせん妄の源になっている睡眠時思考が正常な覚醒時思考ないし正常な睡眠時思考といっしょに潜在化するのですし、眠っても妄想やせん妄から離脱できないケースは、眠りにはいるときも眠りから目覚めるときも、妄想やせん妄の源になっている睡眠時思考が潜在化せずに顕在思考のまま脳裏に残ってしまうのです。

いずれにしても、お昼寝か夜の眠りかにかかわらず、眠りは、いかに重篤な妄想やせん妄であっても、そこから離脱させるのですが、それら（妄想やせん妄）のなかには、眠りを契機にそこから離脱してしまうものと、眠りを経ても再発を繰りかえし、一日以上、ときには数カ月～数年間もつづくそれらがありますので、私は、語句が適当かどうかにいささかの危惧がありますし、仮称でもありますが、夜の眠りをはさんでは継続せず、妄想やせん妄からほぼ一日以内で離脱するタイプの、妄想を「短時間型妄想」、せん妄を「短時間型せん妄」、と呼び、夜の眠りをはさんで再発を繰りかえしながら一日以上つづくタイプの、妄想を「持続型妄想」、せん妄を「持続型せん妄」、と呼ぶことにしてみました。ただし、発症の源となっている思考の性質が異なる（妄想の源、空想と回想は有意識領域にある覚醒時思考、せん妄の源、夢は無意識領域にある睡眠時思考）からでしょうか、このように名づけた持続型妄想は、かならずしも稀ではない、というよりは多いのですが、持続型せん妄はそれほど多くありません。

# Ⅱ

# 例示

妄想とせん妄の症例を紹介するのですが、源のほとんどが空想ないし回想にある妄想はそれら覚醒時思考を脳裏に描いている状態からスタートし、源が夢であるせん妄は睡眠時思考を脳裏に描いている状態からスタートする、このように出発点は違うにしても、出来上がりが、どちらも、目覚めていながら、脳裏に、覚醒時思考と睡眠時思考が共在し、それらによる像が同時に描かれている状態で同じですから、これら二つ（妄想とせん妄）を、かならずしも明確に分けられるわけではなく、どちら、ともいえない症例も少なくありません。たとえば、「若かりし昔」を回想していて、その回想が、それまで脳裏にあった潜在思考の一つが、活性化、覚醒時思考に変身したにもかかわらず、不活性化が充分でないために潜在化せず、睡眠領域に移行、睡眠時思考として残ったのであれば、それは妄想でしょうし、「若かりし昔」を夢にみていて、その睡眠時思考（夢思考）が、目覚めて、眠っていたときには脳裏に潜んでいた潜在思考の一つが、活性化、覚醒時思考に変身したにもかかわらず、潜在化せず、睡眠領域に睡眠時思考としてそのまま残ったのであれば、それはせん妄になります。このような例の区別は、目覚めている状態で発症したのであれば妄想とし、眠っていて目覚め直後に発症したのであればせん妄とする、こうするほかないので、これから例示する症例のなかにもそのような仕方で区別したものが少なからずふくまれています。

なお、小著に提示されている症例は、一部、文献を参考に案出したものもありますが、それらをふくめて、いずれも、実例ではなく、私の想像によって生みだされた架空のものです。また、お年よりの妄想やせん妄と若年者のそれとに本質的な違いはないのですが、表題に、「お年よりの妄想やせん妄」、とあるように、小著では、主としてお年よりの妄想やせん妄を念頭において、紹介する症例は全例七十才以上を想定していますので、年齢の記載は省略してあります。

## 1　妄想

妄想は、心気妄想・幻覚妄想・貧困妄想・被害妄想（もの盗られ妄想や嫉妬妄想、追跡妄想などをふくむ）罪業妄想・虚無妄想・微少妄想・誇大妄想（宗教妄想や発明妄想、恋愛妄想、血統妄想などをふくむ）、憑依《ひょうい》妄想など、いくつかに区分されていますが、おおまかには、妄想の源となる思考のほとんどは空想か回想ですので、空想を源とする妄想と回想を源とする妄想に分けて例示することにします。

ちなみに、妄想の名称は、既存の呼称にこだわらず、たとえば、「皮膚寄生虫妄想」や「壁に耳あり妄想」がそうであるように、各自が自由に案出していいようです。

### (1)　空想を源とする妄想

だれでも空想を描くことはあるのでしょうが、空想は、あり得ないことがらや起こり得ないことがらを脳裏に描くもので、覚醒時思考です。その空想は、たとえば、山で遭難、食料がなく、空腹になったときに大福餅を食べている自分を思いうかべることがあるように、どちらかというと、充たされた境遇にないとき、その充たされない部分を補完するために描かれることが多いのです。もちろん、空想は覚醒時思考ですから、大福餅を食べているのが現実でないことは認識されていますし、大福餅にするかお寿司にするかも当人の意思で決められます。無意識領域（睡眠領域）の現象である夢（睡眠時思考）と違い、有意識領域（覚醒領域）の現象である空想（覚醒時思考）は、回想も同じですが、その内容を当人が自由に決められるのです。

空想から普通に離脱するときは、回想から離脱するときも同じですが、たとえば、空腹時に大福餅を食べている自分を空想していても、「散歩にでもいこうか」、このような思考が脳裏にうかべば、大福餅を食べている空想はただちに、不活性化、潜在思考に変身して脳裏に描かれている像が消えてしまうように、脳裏に数多《あまた》ある潜在思考のなかの当人の選択した一つが活性化、覚醒時思考に変身すると、同時に、空想を描いていた思考は、不活性化し、潜在思考になって脳裏に描かれていた像は消えてしまいます。結果、脳裏に残る思考は潜在思考が活性化して変身した覚醒時思考だけになるのです。

一方、空想を描いていた状態から妄想におちいるときは、加齢などにより、用済みになった思考の活性を低下させ、それを潜在思考に変身させる機能が衰えることで、脳裏に数多ある潜在思考の一つが、活性化、覚醒時思考に変身したにもかかわらず、それと同時に潜在化しなければならない空想（用済みになった思考）が、活性は低下しながらも潜在化せずに睡眠領域に移行、睡眠時思考として残るのです。結果は、潜在思考が活性化して顕在思考に変身した覚醒時思考と、睡眠領域に移行して睡眠時思考に変身はしたものの、顕在思考のままで残った空想（空想を描いていた思考）が同時に脳裏に描かれ、妄想におちいることになるのです。しかも、当人は、目覚めているのですから（脳裏に覚醒時思考と睡眠時思考が共在している場合、心のはたらきの強弱は活性が高いほうの思考、すなわち、覚醒領域にある覚醒時思考の活性度に連動しますから、目覚めていることになります）、脳裏に描かれている、覚醒時思考はもちろんですが、睡眠時思考をも、覚醒時思考、と誤認することになるのです。しかし、当人が覚醒時思考と誤認したとしても、睡眠時思考は無意識領域にある思考で、そこには、当人といえども、有意識領域にある覚醒時思考での意思はいれられませんから、他からの説得ではもちろん、当人であっても、それを自分の覚醒時思考での意思で修正することはできません。したがって、妄想状態にある人を叱責や説得で、妄想から離脱させることも、妄想の源になっている睡眠時思考を修正させることもできないのですから、せん妄におちいったときの対応も同じなのですが、妄想におちいっている人への対応は、たとえば、お茶に誘うとか、テレビをみるようにすすめるなど、当人の正常な覚醒時思考にはたらきかけ、脳裏に占める、覚醒時思考の比率が大きくなり、妄想の源になっている睡眠時思考の比率が小さくなるのを期待するか、妄想もせん妄も眠ればそこから離脱できるのですから、なんらかの方法で眠りに誘う、あるいは、妄想におちいっているお年よりの生活環境を改善し、お年よりを充たされた気分にするなどして、妄想やせん妄の源になっている睡眠時思考の活性が低下し、それが潜在思考に変身してくれるのを待つ、これしかないことになります。

ちなみに、空想や回想が、現実（真実）、と確信され、他からはもちろん、自身でもそれが修正できなくなった、とすれば、その思考は覚醒領域から睡眠領域に移行、睡眠時思考に変身した、と考えられます。なぜなら、有意識領域での現象、覚醒時思考であれば、他の意見を取りいれる、自ら考えなおす、などが可能で修正ができるはずだからです。しかも、空想や回想が、睡眠領域に移行、睡眠時思考に変身して現実（真実）、と確信された、としても、眠ってしまうわけではなく、目覚め状態はつづいているのですから、それには、覚醒時思考である空想や回想が睡眠時思考に変身すると同時に、空想や回想を描いていたときには潜在していた思考が、活性化、覚醒時思考となってその像が脳裏に描かれていなければなりません。つまり、空想や回想が、現実（真実）、と確信されたときは、それら（空想や回想）が覚醒領域から睡眠領域に移行して変身した睡眠時思考と、潜在していた思考が活性化して誕生した覚醒時思考、この両者が脳裏に共在、すなわち、妄想が発症することになるのです。

このように、空想や回想が、現実（真実）、と確信されれば、確信され、他からはもちろん、自らでも修正ができない思考は睡眠時思考ですから、確信されたその時点で、確信した人は妄想におちいったことになります。それで、個々の症例を紹介する際、「空想や回想が、現実（真実）、と確信されて妄想におちいったのです」、という表現になっているのです。

なお、睡眠時思考が脳裏に描かれる像が夢ですので、「はじめに」でもおことわりしましたが、私は、睡眠時思考を夢思考とも呼んでいます。したがって、小著で、夢思考という呼称が出てきましたら、イコール睡眠時思考、睡眠時思考という呼称が出てきましたら、イコール夢思考、このようにご理解ください。

**①胃の調子がわるい、腰が痛い、というのですが、医者はどこもわるくない、といいます**

連れ合いと二人暮らしをしているお年より（女性）です。男の子が二人いるのですが、それぞれ家庭を持ってとくに問題なく暮らしていますので、それらに対する心配事はありませんし、自分たちの暮らし向きも、充分とはいえないにしても、それなりに安定しています。要するに、このお年より夫婦は、自分たちが平穏に暮らしていればそれでいいので、現実、経済的にも身体的にもとくに問題はなく、少なくとも、これまでは穏やかな日々でありました。

このお年よりが、いつのころからか、「胃の調子がわるい」、「腰が痛い」、と身体的な不調を訴えることが多くなりました。子どもが心配して病院につれていくのですが、検査をしても、「どこもわるくない」、といわれます。家族はそれで安心するのですが、本人は納得せず、その訴えは執拗につづいています。

とくにその因がないのに、身体的な不調をしつこく訴えるのが「心気症」で、その実在を確信し、他からも自らでも修正できなくなれば、それは「心気妄想」です。それらの発症に、性格的な要因がからんでいるのはたしかでしょうが、加えて、生き甲斐となる目標や役割がないことや、だれからもかまってもらえないなどが発現の因となる寂寥感や疎外感、これらが大きくが関与している可能性もあるのです。

生き甲斐となる目標や役割がない、寂寥感や疎外感、これらが心気妄想発症にかかわっている可能性があるのはともかく、変な話ですが、現世にあって心配事（気がかりなこと）のまったくない人がいないように、人間、心配事がまったくないのも物足りない感じになるようで、大きな心配事は困りますが、ちょっとは気になることや心配事があったほうが、精神的に安定する、こんなことが、ない、とはいえないようなのです。極端にいえば、心配事、これも生き甲斐の一つになることがあるのかもしれず、このお年よりも、子どもたちや経済的なことをふくめて、家庭内に心配の種になるようなことがらがなかったので、それを自分の身体的なことに求めたのかもしれないのです。

このお年よりに、実際には身体的な不調はないのに、「身体のどこかがわるいかもしれない、そういえば、最近、胃も本調子ではないような気がするし、起き上がるときに腰が痛いような気もする」、このような思考（空想）が生まれ、お年よりが、そのことを絶えず考えているうちに、それを確信するにいたった、とすれば、それは、現実には存在しない身体の不調を、実在する、と確信することでおちいった妄想による現象で、症状の源が睡眠時思考にありますから、説得に効果がないのはもちろん、医者に、「異常なし」、といわれても、症状が消えることはなく、場合によってはいくつもの病院（医院）を渡り歩くことになっても不思議ではありません。

このお年よりが心気妄想におちいった主因がなにかはわかりませんが、性格的素因はともかく、発症の因に、生き甲斐となる目標や役割がない、寂寥感や疎外感、これらがなり得るのは間違いないでしょうし、加えて、心配事が皆無では物足りなく感じるから心配事をつくりだす、こんなこともあるかもしれないのです。

このケースでも、夫婦の毎日が平穏無事であれば、とくに必要がありませんから、家族の関心がこのお年よりに向けられることが少なかったかもしれず、それがこのお年よりに寂寥感や疎外感が生まれる因となり、その寂寥感や疎外感を解消するため、無意識的に、ではありましょうが、家族の関心を自分に向けるべく身体的な不調を仮想（空想）、それがいつの間にか確信に変わって妄想におちいった、こんなこともあり得ますし、心配事がないことに物足りなさを感じて心配事（身体的な不調）を考えだし（空想）、それが確信されて妄想にまで発展した、こんな可能性も否定はできないのです。

妄想発症の因が、目標や役割がないことにある場合は、小さくてもいいですから、なんらかの目標や役割を持てるような環境づくりをしてあげるよりほかありませんが、寂寥感や疎外感にある場合は、家族がお年よりとのかかわりをできるだけ密にすることが症状の改善につながります。発症の因が、心配事がない、このことにある場合の対応は難しいのですが、あるいは、それほど深刻ではない心配事、たとえば、架空の話でもいいですから、孫の進学問題とか、ローンの返済問題などをお年よりに相談すると、お年よりの意識がそちらに集中し、脳裏に占める覚醒時思考の比率が大きくなって、うまくいけば、妄想から離脱してくれるかもしれません。

このように、お年よりが妄想におちいった原因がなにか、それによって対応の仕方は違いますが、いずれにしても、心気妄想の場合、家族がお年よりとのかかわりを多くする、これがお年よりを妄想から離脱させる近道ですので、「医者が、なんともない、というのだからほうっておけばいい」、このような対応をすると、お年よりの意識がいよいよ身体的なことがらに集中して訴えがはげしくなる可能性があります。高齢になって夫婦おたがいが空気のような存在になっているのかもしれませんが、連れ合いはもとより、家族みんながそれとなくこのお年よりとのかかわりを多くして、お年よりの意識を身体以外に向け、脳裏に共在している、覚醒時思考の比率を大きくすることで、妄想の源になっている睡眠時思考の比率が小さくなるようにすることが必要なのです。

なお、この例は、妄想が眠りを経ても再発を繰りかえす持続型で、しかも、日常生活は普通にできているにしても、日中のほとんどの時間、妄想状態から完全には抜けられないようですし、症状の表現に執拗さもありますので、総合的にみての症状の軽重度は「中等度」くらいに該当するのではないか、と考えられます。

## ②皮膚の表面に虫がいる、と訴えます

一人暮らしをしていたのですが、もの忘れがはげしくなり、在宅での生活が難しくなって施設に入所したお年より（女性）です。このお年より、入所してからしばらくは同室のお年よりにもなじんで穏やかに過ごしていましたが、二～三日前から、「体の表面、あちこちを虫が這っている」、と訴えるようになりました。施設の職員が虫を探すのですが、もちろん、そんなものはいません。下着を取り替えるなどすると、いっときはおさまることもあるのですが、すぐに訴えが再開されるので、職員は対応に困っています。

「お腹のなかのガスの塊が頭のなかにはいっていく」、「脳が溶け出してしまう」、「体内を虫が這う」、このように感じるのを「体感幻覚」、といいますが、この例は、その体感幻覚が、現実、と確信されて妄想化した「幻覚妄想」で、「皮膚寄生虫妄想」、と呼ぶこともあるようです。

この例の場合は、「体がむずむずするから、体の表面、あちこちを虫が這っているのかもしれない」、こんなことを考えている途中（空想）、「となりの部屋のおばあちゃんと仲よくしたいなあ」、など、脳裏に数多ある潜在思考の一つが、活性化、顕在思考（覚醒時思考）に変身したにもかかわらず、それと同時に活性を失って潜在化しなければならない空想が、活性の低下が充分でなく、睡眠領域にとどまって、睡眠時思考、として残ったために、現実、と確信されたもので、このお年よりの脳裏には、数多ある潜在思考の一つが、活性化、顕在思考に変身した覚醒時思考と、覚醒時思考の空想が変身した睡眠時思考が共在していた、と考えられます。

このお年よりは妄想におちいったのですが、訴えに、真実味や執拗さがあり、しかも、日がな一日、妄想状態から完全には抜けられないようですから、脳裏に占める睡眠時思考の比率もそれなりに大きく、症状の軽重度は「重度」に該当しますし、また、「二～三日前から」、とありますので、表出される症状に消長があるのは当然、としても、そのタイプは眠りを経ても再発を繰りかえす持続型になります。

体感幻覚にしても、幻覚妄想にしても、とくに発症の因がみつからないことが多く、対応には苦慮せざるを得ないのですが、もちろん、説得には効果がないので、その都度、お年よりの訴えを受容し、真摯に対応して、妄想の源になっている睡眠時思考の脳裏に占める比率が小さくなるか、妄想からの離脱を待つより仕方がないのです。ただし、この症例は、老人性皮膚掻痒症、それによる痒みを、夢思考が「皮膚の表面を虫が這っている」、と誤って認識したことが発端になっている可能性がありますから、それを確認し、それが事実であれば、まずは痒みが軽減するような処置をほどこすことからスタートしなければなりません。

### ③自分の家は、明日食べる米もないくらい貧乏なのだ、と確信しています

このところ、気分が滅入って仕方がない、と訴え、一日中ベッドでごろごろしているお年より（男性）です。そのお年よりが、ここ数日、自分が家事をするわけでもないし、家計にタッチしているわけでもないのに、「わが家は明日食べる米もないくらい貧乏に違いない、明日からどうするんだ」、などといって、いよいよ陰鬱な顔になっています。家族が、「うちはそんなに貧乏で

はないし、米なんかいくらでもあるんだよ」、といって、米櫃《こめびつ》をみせても納得しません。

これは、気分障害のうつ状態にあるときに発症しやすい「貧困妄想」です。症状の軽重度は、確信度が高く、目覚めている間は妄想状態から抜けられないようですし、脳裏に占める睡眠時思考の比率も大きいのでしょうから、「重度」に該当し、タイプは、「ここ数日」、となっていますから、夜の眠りを経ても妄想の源になっている睡眠時思考から離脱できずに再発を繰りかえす持続型になります。

この事例は、「自分の家は貧乏」、こんな空想が、睡眠時思考に変身、現実、と確信されて妄想におちいったもので、妄想の源、睡眠時思考には当人の覚醒時思考での意思がいれられないのですから、説得に効はありませんし、また、現金やお米をみせても、それを正しく認識できるのは覚醒時思考だけで、妄想の源になっている睡眠時思考は、現実が発信した情報を正しく認識できないのはもちろん、ましてや、それに正しく対応するなど不可能ですから、妄想から抜けだすことはできません。したがって、妄想におちいっている今は、お年よりの生活環境を改善したり、意識が別のほうに向かうように誘導しながら、覚醒時思考の脳裏に占める比率が大きくなって、妄想の源になっている睡眠時思考の脳裏に占める比率が小さくなるか、睡眠時思考の活性が低下し、それが潜在思考に変身してくれるのを待つほかはないのです。

今後については、このような妄想はそれを空想するところからはじまるのですが、空想は、自分の生活が充たされたものでないとき、そして、時間の余裕があるときに描きがちになりますから、このお年よりが、一日中ベッドでごろごろしているのではなく、できるだけ規則的な日常になるように仕向ける、そして、小さくてもいいから目標を、ちょっとしたことでもいいから役割を、それぞれ持てるように家族全員で工夫する、こんな努力をして、お年よりが空想など描かなくてすむようにすることが必要、と思われます。

### ④お金がない、といって、困っています

最近、もの忘れがはげしくなるなどで、連れ合いも、認知症がはじまったのかな、と心配しているお年より（男性）です。ある日、そのお年よりが、「これから昼食のパンを買って、車にガソリンをいれなければならないのだが、パンを買えばガソリン代がなくなるし、ガソリンをいればパン代がなくなる」、といって、困っています。連れ合いが、「それくらいのお金がないわけないでしょ」、といっても、「自分にお金があるはずがない」、といって、納得しません。連れ合いは、仕方がないので、お年よりの気をそらそうと、昼食の支度をし、「これを食べてから出かけたら」、といいました。すると、お年よりは、素直に昼食を食べはじめたのですが、昼食を食べ終わってパンを買う必要がなくなったにもかかわらず、お金がない、このことが脳裏からはなれないようで憂鬱な顔をしていますので、連れ合いも、どうしたらいいかがわからず、困ってしまいました。

このお年よりは、発想の因はわかりませんが、「昼食用のパンを買って、車にガソリンもいれ

なければならないが、自分は貧乏だからお金が足りないかもしれない」、こんなことを考えているうちに（空想）、それが確信に変わり、妄想（貧困妄想）におちいったのです。

実際には、お昼ご飯を食べて、パンを買う必要がなくなったのですが、それを認識できるのは有意識領域にある覚醒時思考だけで、無意識領域にある睡眠時思考（夢思考）は「非現実」の世界にあって現実を正しく認識できませんから、昼食を食べ終わっても、「パンを買って、車にガソリンもいれなければならないが、自分は貧乏だからお金が足りないかもしれない」、お年よりの睡眠時思考がこの思考から抜けられなかったのは不思議ではありません。妄想やせん妄におちいっているとき、現実を正しく認識しそれに対応できるのは覚醒時思考だけで、睡眠時思考は、対応はもちろん、現実を正しくは認識さえもできないのです《睡眠時思考は、たとえば、足がベッドからはみ出すと崖から落ちる夢をみることがあるように、かならずしも現実をまったく認識（感知）できないわけではありませんが、しかし、認識（感知）した、としても、ほとんどの場合、間違って認識（感知）するのです》。

この例は、たぶん、夜の眠りを経ることで翌日には妄想状態から抜けられたのでしょうから短時間型妄想になりますが、確信度もそれなりに高く、脳裏に占めている睡眠時思考の比率も小さくなさそうですから、症状の軽重度は「中等度」くらい、と考えられます。対応は、この連れ合いがしていたように、お年よりの意識を他に向け、覚醒時思考の脳裏に占める比率を大きくすることで、妄想の源になっている睡眠時思考の脳裏に占める比率が小さくなるのを期待する、これくらいしかできることがなく、難しい場合も多いのです。

ちなみに、このお年よりは、「車にガソリンをいれなければ」、といっています。とすれば、車を運転していくことになりますが、それだけは阻止しなければなりません。妄想におちいっても、車の運転に必要な記憶は記憶のなかではもっとも消えにくい手続き記憶（技能とか習慣とかといわれる、いわば、体で覚える記憶）ですし、覚醒時思考の材料は表層領域（思いだせる記憶の貯蔵庫）のなかから当人が自由に選択して取りだすことができますから、運転はできるかもしれませんが、事故を起こす可能性が非常に大きいのです。

### ⑤同室の人に、盗んだお金を返せ、といって、せまります

一人暮らしをしていたのですが、このところ認知症が進行し、一人での生活が難しくなって老人施設に入所したお年より（男性）です。このお年より、入所当初からしばらくは、他の入所者との交流はなく、マイペースではありましたが、とくに不都合もなく穏やかに過ごしていました。そのお年よりが、最近になって、「食べ物やお金を盗まれた」、と訴えることが多くなり、ついには、同室のお年よりに、面と向かって、「盗んだものを返せ」、とせまるようになったのです。いわれたほうのお年よりは身に覚えがないのですから反発するわけで、ときにはつかみ合いの喧嘩になることもあります。

このお年よりには、兄弟姉妹がたくさんいたのですが、そのほとんどが亡くなって、今は姉が

一人健在です。その姉が、入所以来、変わらず頻回に面会にきてくれていますので、お年よりの生活環境がとくにこれまでよりもわるくなった、ということはありません。ただ、同室のお年よりに少々偏屈なところがあるからか、このお年よりとはしっくりした仲ではなく、それもあって、最近、このお年よりはうつ傾向にあったのです。気分の滅入ったこのお年よりは、お金や食べ物を盗まれている状況を空想しているさなか、たとえば、「同室の男と自分は気が合わないなあ」など、潜在思考の一つが、活性化し、顕在思考（覚醒時思考）に変身したにもかかわらず、潜在化しなければならないその空想が、活性の低下が不充分で潜在化せず、睡眠領域にとどまって睡眠時思考に変身、現実、と確信されて「もの盗られ妄想」を発症、しかも、その矛先を仲のよくない同室のお年よりに向けたもの、と思われます。

症状の軽重度は、確信度が高く、言動、として表現もされていますから、「重度」に該当する、と考えられるのですが、しかし、介護者が、お年よりの妄想の内容を否定せず、意識を同室のお年よりからそらすべく、ゲートボールやカラオケの会に誘うなどしたところ、それが効を奏して、眠っても目覚めるたびに再発していた持続型妄想であったにもかかわらず、間もなく、このお年よりは、うつ状態からも、もの盗られ妄想からも離脱できました。

妄想は、説得によって離脱させることができないのですから、ここでの介護者がしたように、妄想の内容を否定しないで、意識をほかに向かわせ、覚醒時思考の脳裏に占める比率が大きくなるように誘導する、これが正しい対応になります。

## ⑥長男の連れ合いにお金を盗まれた、といって、騒ぎます

長男夫婦と同居し、その連れ合いに面倒をみてもらっている、もの忘れがはげしく、認知症もすすんで、日常生活でも介護が必要になっているお年より（女性）です。

記憶を記憶されてからの時間で分類すると、進行形の記憶（なにかをつづけてしているときの記憶で、それがなし終わるまで途切れることなく脳裏にとどめておく記憶。私の想定している記憶です）、展望記憶（未来に視点を置いた記憶で、「後で……しよう」、このように考えて脳裏にとどめておく記憶）、即時記憶（数秒から数分、長くても六十分以内の記憶）、短期記憶（数時間から一年以内の記憶）、長期記憶（年単位の記憶）、この五つに分けられますが、このお年よりは、短期記憶はもとより、即時記憶にも障害がおよびましたので、財布や通帳など、大切なものを置き忘れることが多くなりました。しかも、自分が置き忘れたことさえも忘れて、「盗まれた」、といって騒ぐのです。そして、盗んだ、とされる多くは、もっとも身近な人、それもいつもお世話をしてくれる人ですから、このお年よりの場合も決まって長男の連れ合いです。

仕方がないので、長男の連れ合いもお年よりといっしょに探すのですが、探してみつかっても、「騒ぎが大きくなったからこっそり元にもどしたのだ」、といいますし、かりに、長男の連れ合いがみつけたときは、「自分が隠したからみつけられたのだ」、といい、自分が置き忘れたことを認めないのはもちろん、矛先を長男の連れ合いからはずしません。

これは、財布や通帳など、自分が置いた場所を忘れたにもかかわらず、「みつからない、だれ

かに盗まれたのではないか」、とあらぬことを空想し、その空想が、たとえば、「最近、忘れることが多くなったから、あるいは、私が置いた場所を忘れたのかもしれない」など、潜在思考の一つが活性化して覚醒時思考となって脳裏に描かれたにもかかわらず、活性の低下が充分でないために潜在化せず、睡眠領域に移行、睡眠時思考に変身して残ったことで、現実、と確信された「もの盗られ妄想」です。もちろん、その源は自分のもの忘れを認識できないことにあり、しかも、盗んだだれかは、この例がそうであるように、多くの場合、もっとも身近な人、それもいつもお世話をしてくれる人になります。ときには、お世話をしてくれる人との関係性がわるい場合など、その人を攻撃したい、これがもの盗られ妄想発症の因になることさえもあるのです。

この例は、自分が置き忘れたのを忘れることで、その都度発症する、短時間型妄想、と考えることもできますが、どちらか、というと、妄想による同じ言動が眠りを経ても繰りかえし現れているのでしょうから、持続型妄想、こちらの可能性のほうが大きいようです。症状の軽重度は、言動のあり様も執拗で、脳裏に占める睡眠時思考の比率が大きい、と想像されますので、「重度」に該当します。

対応は、妄想ですから説得に効はなく、もの忘れが改善することもないのですから難しいところがあるのですが、置いた場所を忘れても探しだしやすいように、あらかじめ置ける場所を限定しておく、探し物はお年よりといっしょにし、お年よりがみつけるように仕向ける、また、このような妄想は介護者とお年よりとの関係性がわるいときに発症しやすくなりますし、その関係性が極端にわるくなってしまえば両者の接触を断つほかないことにもなりますから、そうならないよう、お年よりとの日ごろのかかわりに気をつける、こんなことが大切になります。

ちなみに、このお年よりの潜在思考の一つが活性化して変身した覚醒時思考、これは非常にまともなのですが、覚醒時思考は有意識領域にあり、睡眠時思考は無意識領域にあって、この間に意思をつなぐ連絡路がありませんから、ここで発現した覚醒時思考が妄想の源になっている睡眠時思考を修正することはできないのです。

### ⑦お金や通帳などを、下駄箱など、おかしなところに隠すようになりました

近ごろはもの忘れがすすみ、着衣の選択など、日常生活にも一部介助が必要になっているお年より（女性）です。このお年より、日ごろはとくに変わった様子もないのですが、最近、ときどき、お金や通帳を、布団の下や押し入れの隅っこ、下駄箱などに隠すようになりました。しかも、隠した場所を忘れ、盗まれた、となって大騒ぎをすることがたびたびですので、家の人が、「どうしてそんなところに隠すの」、と聞いてみると、お年よりは、「だれかが盗みにくるから」、といいます。ただし、それがだれかは特定されないのです。

だれかがお金や通帳などを盗みにくる、と考えれば（空想）、では、それら（お金や通帳など）を隠しておこう、と考えるのは自然です。それで、大切なものを、布団の下や下駄箱など、おかしなところに隠すようになったのですが、しかし、もの忘れがすすむと、それらを隠した場所は

もちろん、隠したことさえも忘れて、盗みにくるに違いないが、盗まれたに発展、それを、現実、と確信して「もの盗られ妄想」におちいるのです。もちろん、妄想は脳裏に覚醒時思考と睡眠時思考が共在することで発症するのですから、空想が、睡眠領域に移行、睡眠時思考に変身して、現実、と確信されたときには、たとえば、「盗みにくる、と考えたのだが、本当のところ、それはだれなんだろう」など、それまで脳裏に潜んでいた潜在思考のなかのどれか一つが、活性化、顕在思考（覚醒時思考）になって脳裏になければなりません。

もの盗られ妄想は、自分が置いたり隠したりした場所を忘れる、さらには、自分が隠したことさえも忘れて、盗まれた、になるのですが、この例もふくめて、多くは、脳裏に占める睡眠時思考の比率が大きくなりますから、症状の軽重度は「重度」に該当します。

源が睡眠時思考にある妄想ですから説得に効がないのは当然なので、対応には苦慮することになります。まあ、現実での対応は、お年よりが、自分の持っている（管理している）財布や通帳を盗まれたら困る、と考えているところから出発している異常行動ですから、たとえば、「貴重品はこちらで預かっておくから」、と提案してみます。もちろん、お年よりがそれを受けいれて預けてくれればいいのですが、しかし、それが受けいれられることは少ないでしょうから、そんな場合は、先の例（「Ⅱ1⑴⑥長男の連れ合いにお金を盗まれた、といって騒ぎます」）と同じように、置いた場所を忘れても探しだしやすいようにあらかじめ置ける場所を限定しておく、探し物はお年よりといっしょにし、お年よりがみつけるように仕向ける、また、介護者とお年よりとの関係性がわるくなると、介護者をターゲットにしてそのような妄想におちいることもありますから、そうならないよう、お年よりとの日ごろのかかわりに気をつける、こんなことより仕方がないのかもしれません。

なお、この例は、異常な言動の発現が、「最近、ときどき」、となっていますから、「最近」、とされる期間中は、妄想の源である睡眠時思考の脳裏に占める比率に大きいときと小さいときがあるのは当然としても、眠りを経ても再発を繰りかえしているのでしょうから、持続型妄想になります。

## ⑧自分の連れ合いがとなりのご主人と通じ合っている、と確信しています

定年退職してから数年、とくになにをするでもなく、時間を持てあまし気味に毎日を過ごしている、連れ合いと二人暮らしのお年より（男性）です。

家の前に小さな花壇があり、連れ合いが、毎日の水やりなど、その世話をしているのですが、おとなりにも同じような庭があって、ときにはそこのご主人と連れ合いがお話をすることもあります。このような状況は以前からあったのですが、これまではなにごともなく過ぎていました。しかし、最近になって、連れ合いがおとなりのご主人と話をしていると、「お前はおとなりのご主人と浮気をしているのではないか」など、驚くようなことを、真顔でいうようになったのです。仕方がないので、連れ合いは、そのご主人とできるだけ話をしないようにはしているのですが、

おとなりのことですから、そうばかりもしていられず、困っています。

連れ合いがおとなりのご主人と通じ合っている、という思考、これは、それがあり得ない、とすれば、あり得ないことを空想し、それが他（ここでは連れ合い）からも自らでも修正できない確信（妄信）にかわったのですから、この思考（空想）は、無意識領域に移行し、睡眠時思考に変身したのです。とすれば、当人は、目覚めているので、脳裏には、たとえば、「今年は庭のお花がきれいに咲いたなあ」など、潜在思考が活性化した覚醒時思考も存在するはずですから、結局、このお年よりは、脳裏に覚醒時思考と睡眠時思考が共在している、すなわち、妄想におちいっていることになるのです。

これは、自分が相手に対して劣等感をいだいたときに発症しやすくなる、被害妄想の一種、「嫉妬妄想」ないし「見捨てられ妄想」ですが、このお年よりの嫉妬はそれほどはげしくはないようですし、睡眠時思考の脳裏に占める比率が大きくなっての言動が表面化するのもいっときのようですから、妄想症状の軽重度は「軽度〜中等度」くらいに該当する、と考えられます。妄想のタイプは、この例も先の例と同じで、異常な言動の発現が「最近」、となっていますから、「最近」、とされる期間中は、妄想の源になっている睡眠時思考から完全には離脱できず、眠りを経ても再発を繰りかえしていることになりますので、持続型になります。

対応は、因がこのお年よりと連れ合いとのかかわり方に問題がある、と考えられますので、花壇の手入れもいっしょにするなど、連れ合いとお年よりが共にいる時間をできるだけ多くする、また、暇でぼんやり過ごす時間が多いと、あらぬことを空想し、そこから妄想に移行することもありますので、お年よりに、目標や役割を持ってもらって、そのような余計なことを考える時間的ゆとりがないようにする、こんなことが有効かもしれません。

### ⑨男がいるのではないか、浮気をしているのではないか、と連れ合いを責めます

夫婦二人で暮らしているお年より（男性）ですが、このお年より、最近、もの忘れがはげしくなり、認知症がはじまったのかもしれない、と連れ合いは考えています。そのお年よりが、一カ月くらい前から、連れ合いが買い物にいこう、とすると、「外に男がいるのではないか」、「浮気をしているのではないか」、と連れ合いを責めるようになりました。もちろん、連れ合いは、そのような事実がありませんから否定するのですが、納得してくれないので困っています。

これも、このお年よりが冗談でいっているのでなければ、先の例、「Ⅱ1⑴⑧自分の連れ合いがとなりのご主人と通じ合っている、と確信しています」、と同じく、「嫉妬妄想」ないし「見捨てられ妄想」ですが、症状の軽重度は、異常な言動の発現するのが連れ合いがお出かけするときだけのようですし、言動がそれほどはげしくもないようですので、やはり、「軽度〜中等度」くらいに該当する、と考えられます。タイプは、この例も、異常な言動の発現が、「一カ月くらい前から」、となっていますから、眠りを経ても再発を繰りかえしていて、眠っても妄想の源になっている睡眠時思考が潜在化しないので、持続型です。

もの忘れなどを自覚して自分に劣等感があると、相手に捨てられるのではないか、という不安（空想）が生じ、いつしかその空想が睡眠時思考に変身、現実、と確信されて妄想におちいるのですが、嫉妬の発生源が睡眠時思考で、これには当人であっても覚醒時思考での意思がいれられないのですから、否定する、説得する、などに効はなく、対応に難渋するの普通です。この例の場合も、連れ合いがお年よりと共にいる時間をできるだけ多くする、こんなことで対応するよりほかないのかもしれませんが、かりに、責める行為が高じて暴力をふるうようであれば、専門家に相談するなどの対応が必要かもしれません。

### ⑩食事に毒がいれられている、といって、食べようとしません

連れ合いが旅立った後、長男夫婦一家と同居している、最近、もの忘れが目だつようになってきたお年より（男性）です。このお年より、このところ、長男のお嫁さんと、生活リズムの問題で、ちょっとばかり折り合いがわるくなっています。

そのお年よりが、ここ数日、家で食事をしないで近所のコンビニで買って食べることがしばしばになりました。お年よりは、それがなぜか、ということを話すことはないのですが、不審に思った長男が聞いてみると、「私の食べる家の食事には毒がいれられているに違いないのだ」、といいます。長男が、驚いて、「おじいちゃんの食べるものだけ別につくるわけないし、これまでもなにもなかったじゃない」、といって説得するのですが、お年よりに納得する風情はありませ

ん。お年よりがコンビニで買って食べること自体に大きな問題はなく、今は様子見の状態になっているのですが、このままではお年よりが可哀相なので、どうしたら解決できるか、と長男夫婦は悩んでいます。

自分が世話になっている長男のお嫁さんをターゲットにした「被害妄想」ですが、他を攻撃することなく、一応、自身で対応していますし、一日の大部分は妄想の源になっている睡眠時思考が言動として表出されていないのでしょうから、症状の軽重度は「軽度」です。タイプは、異常な言動の発現が「ここ数日」、となっていて、眠りを経ても、妄想の源になっている睡眠時思考が潜在化せず、再発を繰りかえしているのでしょうから、持続型、となります。

発端は、最近、お年よりの生活にけじめがなくなり、食事の時間がばらばらになったことに困った長男のお嫁さんが、お年よりに、「みんなといっしょに食べてくれないと片付かなくて困る」、といったことにあるようなのです。

対応は、ことのはじまりがお年よりとお嫁さんとの人間関係にありそうですので、この妄想からの離脱にはそれを修復することからはじめなければならない、と考えられます。お年よりであっても、生活リズムをたもつ、これが必要なのは当然ですが、しかし、このお年よりにそれを求めてもただちには難しいでしょうから、いったんは現在の生活リズムを容認、お年よりとお嫁さんとの関係を修復し、お年よりの妄想からの離脱を優先させる、これが当面とるべき対処方法になります。お年よりの生活リズムの正常化は、妄想から離脱後、お年よりに、役割を持ってもらう、なにか趣味があればそれに熱中できるような環境をつくってあげる、こんな手助けしながら気長に待つよりほかなさそうです。

## ⑪家のなかで話していても、だれかが聞いている、といって、小声で話します

日ごろは、平穏、普通に生活ができているお年より（男性）です。そのお年よりが、ある日、とつぜん、ひそひそ声で、「窓の外にだれかがいて、私たちの話を盗み聞きしている」、といいます。家族が、「それはだれなの」、と聞いても、「近所の人」、「知らない人」、というだけで、特定はされません。時を経ずしてそのことは忘れてしまうようなのですが、その後もたびたび同じようなことが起こりますので、家族も、どうしたらいいのか、と困っています。

これは、「だれかが私たちの話を盗み聞きしているのではないか」、このように空想し、その空想が睡眠時思考に変身、現実、と確信されたもので、「被害妄想」の一種ではありましょうが、あるいは、「壁に耳あり妄想」、とでも呼んだらいいのかもしれません。ただし、この種の妄想におちいると、当人は、「壁に耳あり、障子に目あり」的な感覚になるのでしょうが、ほとんどの場合、盗み聞きをしている人がみえることはありませんから幻視はありませんし、その人の声が聞こえることもありませんから幻聴もありません。

このような妄想は、統合失調症でみられることが多いのですが、認知症の初期段階でもみられることがあります。発症の因はあきらかでないのですが、この種の妄想におちいった人は、人と

の接触を嫌い、閉じこもり傾向になることが多いことから、それが正解かどうかはともかく、一応、老年期に発症した統合失調症に起因する症状か、認知症の初期に出現する統合失調症的な思考による症状、このどちらかではないか、と考えられています。

対応は、たとえば、外に連れだすとか、窓を開けるかして、だれもいないことを当人に確認してもらっても、それを正しく認識できるのは覚醒時思考だけで、妄想の源になっている睡眠時思考は間違ってしか認識できず、しかも、有意識領域にある覚醒時思考は無意識領域にある睡眠時思考を修正することができませんから難しいのですが、現実には家のなかでの会話がひそひそ声になるだけでそれによる大きな被害はないのでしょうし、症状の軽重度も「軽度〜中等度」、と考えられますので、とりあえずは、お年よりの言動を容認して妄想からの離脱を待つよりほかないのかもしれません。ただし、「その後もたびたび同じようなことが起きている」、となっていますから、症状の軽重度は軽度ではあっても、眠りを経ても再発を繰りかえしているので、この妄想が持続型であるのは間違いありません。

## ⑫外出から帰ってくると、後をつけられ、だれかに監視されている、といって、おびえています

比較的些細なことを気にする性格ではありますが、日ごろは穏やかに過ごしているお年より（男性）です。そのお年よりが、ある日、外出先から帰ってきて、「だれかが自分の後をつけてき

た、自分は監視されているのだ」、といって、おびえています。連れ合いが、外に出てみてもそんな人はいませんし、気配もありませんので、「そんな人はいませんよ、気のせいじゃないの」、といっても、お年よりは納得せず、ときどき外を眺めています。連れ合いは、気持ちを他にそらそうと、テレビを興味のありそうな番組に切りかえてみました。それをみていたお年よりは、しばらくすると、後をつけられている、このことを忘れたようで、いつもの状態にもどりました。しかし、その後もたびたび同じようなことが起きるので、連れ合いは戸惑っています。

これは、いつも、自分が追いかけられたり、だれかに監視されているのではないか、というあり得ないことを思い描き（空想）、それが睡眠時思考に変身、現実、と確信（妄信）されたもので、被害妄想の一種、「追跡妄想」です。

社会生活をしていれば、だれでも不安を感じることがある、と思いますが、その不安が肥大化し、対応可能範囲を超え、自身のなかに閉じこめておくことができなくなったとき、もうどうでもいいや、という自暴自棄的な心境になって、それらの不安が心の外に放りだされることがあります。妄想におちいるのは、放りだされた不安が幻影化し、当人が、それを、幻視や幻聴など、幻覚として感受、しかも、感受した幻覚を、現実、と確信したときなのです。なぜなら、実際には存在しないものがみえたり、存在しない音が聞こえたりして、それを自らでも否定や修正ができなければ、それは無意識領域での現象だからです。このお年よりも、あるいは、対応可能範囲を超えた大きな不安があり、もうどうでもいいや、という心境になって、それを自身の外に放りだしての結果が「追跡妄想」になったのかもしれません。このような妄想におちいる誘因として、性格的素因や、自分が他から疎んじられている、と感じての疎外感などをあげる人もいますが、かならずしも定かではないようです。

妄想のタイプは、症状の現れるのが外出したときだけで短い時間ではありますが、「その後もたびたび同じようなことが起きる」、となっていますので、眠りを経ても再発を繰りかえす持続型ですし、症状の軽重度は、妄想症状が表出している時間帯では脳裏に占める睡眠時思考の比率も小さくないようですから、「中等度」、と考えられます。

対応は、源が睡眠時思考にあって説得に効がありませんので、覚醒時思考の脳裏に占める比率を大きく、睡眠時思考の脳裏に占める比率を小さくするべく、ここでの連れ合いがしていたように、意識をほかに向ける、これがもっとも効果的です。このようなことがたびたびであると対応に苦慮することになりますが、多くはいつの間にか妄想から離脱するようです。

## ⑬自分が家族に捨てられる、と信じています

連れ合いが他界し、長男一家と同居しているお年より（男性）です。このお年より、このところ、もの忘れがはげしくなり、散歩にいって道に迷うことが稀ではなくなりましたので、家族は、「おじいちゃんは認知症がはじまったのかなあ、でも、年が年だから仕方がないか」、と思っていました。お年より自身も、もの忘れがはげしくなり、自分の行動がちぐはぐになったのに気づい

ていて、落ちこみ気味になっています。

そんなお年よりを、家族は、これまでいっしょうけんめいにはたらいて一家を支えてきてくれたおじいちゃんだから、と大切にしています。ところが、このお年よりは、みんなが大切にしてくれればくれるほど、「自分は、なんの役にもたたず、世話になるばかりだから家族のお荷物になっている、そのうちに姥捨て山にでも捨てられるに違いない」、と考え（空想）、その空想が、睡眠領域に移行、睡眠時思考に変身したのか、現実になる、と確信したらしく、いよいよ陰鬱になっています。そんなお年よりを、家族は、「おじいちゃんはこれまでがんばったのだから、これからは気楽に長生きして」、とはげますのですが、なかなかお年よりは元気になってくれないのです。

家族が大切にしているのに、そのうちに捨てられるに違いない、と想像（空想）、それを、真実、と確信し、修正ができないのですから、あり得ないことを想像し（あり得ないことを想像すれば空想になります）、それを、真実、と確信しているこのお年よりは、認知症初期に多くみられる、被害妄想の一種、「見捨てられ妄想」におちいっているのです。眠りを経ても再発を繰りかえす持続型妄想で、症状の軽重度は、日がな一日、意識がその思いに集中し、そこから抜けられないようですから、「中等度～重度」になります。

お年よりの家族は、「これからは気楽に長生きして」、とはげましていますが、お年よりは気力や体力を隠し持っているわけではありませんから、はげましに効果がないのは当然なのです。このような場合、できれば、お年よりに、小さくても達成感の得られる目標を持ってもらえればいちばんいいのですが、それが無理であれば、ささやかなものでもいいので、家庭での役割を担ってもらう、このほうがお年よりを元気づけるに効果的です。

### ⑭最近、自分は、もうなにもできないし、なんの役にもたたないから生きていても仕方がないのだ、といって、暗い顔をしています

かってはバリバリの仕事人間だったのですが、退職後は、その反動なのか、とくになにをするでもなく、日々、ぼんやりと過ごしているお年より（男性）です。そのお年よりが、最近、生きることに飽きたかのように、「自分は、もうなにもできないし、なんの役にもたたないから生きていても仕方がないのだ」、といって暗い顔をしています。連れ合いが、「おじいちゃんは、いっぱい仕事をしてきたのだから、もう生きていることを楽しんでいればいいのです」、といっても、お年よりは、「なにもできなければ生きている価値がないではないか」、といって納得しません。

このお年よりは、現在の自分は生きている価値がないのではないか、と考え、（これが、事実かもしれないし、空想かもしれないのです）、そこからスタートして、自分に存在感がなく、自分がなんのために生きているのかわからない、このように確信する「虚無妄想」におちいっている可能性があります。しかし、人間、役割や目標がないと、生きていても仕方がない、このように感じるのはかならずしも異常なことではありませんから、このお年よりが妄想におちいった、

とするのは早計で、あるいは、現在の自分を正しく評価しての正常な思考範囲にあるのかもしれません。

かりに、このお年よりが妄想におちいっている、とすれば、お年よりの脳裏には、目覚めているのですから覚醒時思考があるのは当然ですし、加えて、自分は生きている価値がないのではないか、という、覚醒時思考であった、かっての空想が睡眠領域に移行して変身した睡眠時思考もあることになりますから、これら二つの思考が共在していることになります。

この場合、妄想におちいっていればもちろんですが、そうでなくても、生きていることを楽しんでいればいい、といわれても、「では、そうしようか」、とはならないので、お年よりの心を支配している、存在感のなさ、それを取り除くには、小さくてもいいですし、簡単なことでもいいですから、目標や役割を持ってもらうことが必要なのです。たとえば、目標は、俳句とかの趣味があれば、投句しての入選を目指す、そして、役割はお風呂の掃除と犬の散歩、こんなことでもいいのです。かりに、妄想におちいっている、とすれば、妄想の源は睡眠時思考で当人の覚醒時思考での意思がいれられないのですから、それ（目標や役割を持つこと）でただちに妄想から離脱できる、とは思いませんが、少しずつでも虚無感がうすれていけば、近い将来での妄想からの離脱も期待できるのでは、と考えます。

このお年よりの思考が、正常な範囲にあるのか、妄想におちいってのものかは判然としませんが、かりに、妄想におちいっている、とすれば、タイプは、「最近」、となっていますので、眠りを経ても再発を繰りかえす持続型で、症状の軽重度は、持続型妄想であるにしても、とりあえずは、普通に生活ができているのですし、症状もそれほどはげしくないようですから、脳裏に占める睡眠時思考の比率は小さく、顕在思考の大部分は覚醒時思考が占めているのであろう、と想像され、「軽度」になります。

### ⑮自分が連れ合いのお荷物になっている、と信じています

十数年前に退職し、今は連れ合いと二人暮らしをしている、もともと積極的な性格で、今も家事の手伝いなど、すすんでやっていて、連れ合いも頼りにしているお年より（男性）です。

そのお年よりが、最近、「自分は稼ぎもないし、家にいてもなにもできないから、お前のお荷物になっているに違いない」、と連れ合いにいい、落ちこむことがひんぱんになりました。連れ合いが、「おじいちゃんは、これまでたくさんはたらいたのだし、今も家事の手伝いをしてくれるので私は助かっているのです」、といっても、お年よりが納得してくれませんので、連れ合いは対応に困っています。

このお年よりが、「Ⅱ1⑴⑭最近、自分は、もうなにもできないし、なんの役にもたたないから生きていても仕方がないのだ、といって暗い顔をしています」のケースと同じく、現在の自分のあり様を正しく評価している可能性もなくはありませんが、かりに、自己を過小に評価し、それを、真実、と確信しているのであれば、誇大妄想の対極にある「微少妄想」におちいっている

ことになります。とすれば、落ちこみの源が無意識領域にある睡眠時思考で、そこには覚醒時思考での意思はいれられませんから、説得に効がないのは当然なのです。このような場合、いずれの妄想やせん妄でもそうなのですが、落ちこみの源になっている睡眠時思考の脳裏に占める比率が小さくなり、正常な覚醒時思考の脳裏に占める比率が大きくなってくれれば症状はやわらぎます。しかし、それは当人が意識してできることではありませんので、とりあえずは、お年よりの認識を受けいれ、家事仕事を増やしたり、小さくてもいいですから目標を持ってもらうことで妄想から離脱してくれるのを待つより仕方がないのです。

この例も、このお年よりの認識が、かならずしも、間違っている、とはいえないのですが、かりに、「お荷物になっている」、これが誤認で、それを、真実、と確信したのであれば妄想におちいっていることになります。しかし、それで日常生活に支障をきたしているのではないようですから、症状の軽重度は「軽度」、と思われます。タイプは、「最近、落ちこむことがひんぱんになりました」、とありますから、妄想におちいっている、とすれば、眠りを経ても再発を繰りかえしていて、その期間はそれなりに長く、日をまたいでいるのは間違いありませんので持続型です。

## ⑯海を隔てた外国に歩いていってきたような話をします

夫が数年前に旅立ち、一人暮らしをしていたお年よりです。息子夫婦が近所に住んではいるのですが、共稼ぎで時間的な余裕がなく、ひんぱんな交流はなかったようです。最近、そのお年よりのもの忘れがはげしくなり、火のあつかいに危惧をいだいた息子夫婦が、お年よりに、介護施設にはいってもらうことにし、その話をすると、お年より自身も、炊事や洗濯に嫌気がさしていたところなので、施設にはいることを心よく受けいれました。そんな経緯で入所したお年よりですから、お年よりは、施設にはいってからも、もともと社交的な性格であることもあり、介護職員や同室の人たちとも良好な関係をたもっていて、施設での生活になんの問題もなく、これまでも過ごしてきましたし、今も過ごしています。

このお年よりが、一度だけですが、海を隔てた外国に歩いていってきたような話をしたことがありました。それはかなり詳細に語られていて、もちろん、筋道に不合理なところがあるのは当然ですが、当人はその不合理を認識できていないようで、淡々と話すのでした。ただし、このように話したのはこのときだけで、すぐにその状態から離脱、それ以降、このお年よりに変わったところはありません。話したときの語り口が淡々としていて外国に歩いていってきたことに疑問を感じている様子はまったくありませんでしたから、このときの思考が睡眠時思考であったのは間違いなく、このお年よりが、語っていた間、妄想におちいっていたのはたしかでしょうが、このように話したのがこの一回だけでしかありませんので、タイプは短時間型で、症状の軽重度は「軽度」になります。

これは、昼間の目覚めているときに語られていますから、妄想におちいっていた、とすれば、覚醒時思考である空想が、睡眠領域に移行し、睡眠時思考に変身して妄想化したことになります。

自分の能力を、海を隔てた外国に歩いていくなど、過大に評価していますから「誇大妄想」の一種でしょうが、空想には、次元はあっても、時間や空間、それらに秩序がありませんので、海を隔てた外国にはもちろん、月にさえも歩いていけるのです。また、その空想が睡眠時思考に移行しても、睡眠時思考（夢思考）での表現も次元の秩序が崩壊していて、そこで表現される時間や空間に秩序がないのは空想と同じですから、海を隔てた外国に簡単にいけても不思議はないのです。

この例のような妄想では、他に迷惑をかけることがなく、施設での生活にもまったく支障がありませんので、当面は、経過観察でいい、と思います。ただし、施設で問題なく過ごしているようにみえても、たとえば、目標や役割がないなど、生活になんらかの不満足要素があって、それが、空想、そして、妄想発現の要因になっている可能性がなくもありませんので、一度はお年よりが今いる生活環境を見なおしてみる必要がありそうです。

なお、一度妄想におちいるとたびたび同じことが起きるのではないか、と危惧されますが、かならずしもそうとはかぎらず、このお年よりのように一度だけで終わることも普通にあります。

### ⑰自分は大金持ちだ、と信じて疑いません

家族といっしょに暮らしている、もともと双極性気分障害に罹患していて、躁とうつが交互に現れ、気分に浮き沈みのあるお年より（男性）です。最近は躁状態にあって元気がいいのですが、

そのお年よりが、このごろ、「親に隠し財産があり、自分はそれを相続して大金持ちになった」、というようになりました。家族が、「親は大昔に亡くなっているし、貧乏暮らしだったたから遺産などあるはずがないでしょ」、といっても、そのお年よりは納得した風情をみせません。

これは、現実には、貧乏かどうかはともかく、お金持ちではないお年よりが、そんな現状がもたらす気分的な落ちこみから抜けだすために、親に隠し財産があったことを空想し、その空想が睡眠時思考に変身、現実、と確信されたもので、双極性気分障害の躁状態の時期に多くみられる「誇大妄想」です。そして、この例のタイプは、「このごろ」、とありますから、夜の眠りをまたいで再発を繰りかえしているので持続型になります。

躁状態にあるときに発現しやすい誇大妄想の仲間には、天皇家の末裔である（血統妄想）、宗教的な使命を帯びていて教祖になる（宗教妄想）、大発明家だ（発明妄想）、このように確信するものがありますが、症状の軽重度は個それぞれの脳裏に占める睡眠時思考の比率が大きいか小さいかによって「軽度～重度」まで幅があります。

うつ状態にあるときは、逆に、「自分は貧乏で明日食べる米もない」、というような「貧困妄想」におちいって落ちこむことが多いのですが、誇大妄想であっても貧困妄想であっても、本人は妄想におちいっていて確信しているのですから、説得に効がないのは当然です。誇大妄想におちいっていても、現実生活に支障がなければ、本人は気分のいい状態にあるのですから放置しておいていいのですが、しかし、たとえば、とてつもなく高価な品物を購入しよう、としたり、発りでもあります。

明妄想ではつまらない着想を特許出願しよう、としたりすることがありますし、教祖になる、といって世間に触れまわることもありますので、そんな場合はさりげなく阻止することが必要になります。

### ⑱仏や浄土が目の前にひろがっていた、といいます

今は浄土真宗系の末寺の住職ではありますが、若いころから修行に熱心であったお年より（男性）です。このお坊さんが、「以前、修行していたとき、観想（仏や浄土に想いを集中すること）をしていたところ、仏や浄土が眼前にひろがり、それはまことに尊厳でありがたい情景であった」、といいます。仏教、とくに、浄土真宗では、仏や浄土に想いを集中し、それが成就すると、それら（仏や浄土）が眼前に現実のごとく現れる、とされています。これ（仏や浄土に想いを集中すること）を観想、といい、実際、修行を積んだ僧が観想をするとこのような情景が眼前に現れる、とされているのです。

しかし、仏や浄土は現実にはない架空の存在ですから、観想は、いってみれば空想で、それによって、仏や浄土が眼前に現れた、とすれば、実際には存在しないものがみえる「幻視」ですから、それを、現実、と確信すれば妄想（この場合は「幻覚妄想」）におちいったことになります（「Ⅰ8　幻覚（幻視・幻聴）の源は空想か回想、ないし、夢思考です」を参照してください）。

つまり、浄土真宗での観想は空想ですから、かりに、本当に、観想の目指す、「仏や浄土を現

実にみることができ、その尊厳を実感できた」、これを体験した人がいれば、仏や浄土がみえ、その尊厳を実感していた間、その人は妄想におちいっていたことになるのです。若いころに修行にはげんでいたこのお年よりも、かりに、観想によって仏や浄土が眼前にひろがった、これを経験したのであれば、その間は妄想におちいっていたことになります。しかし、観想によって、仏や浄土が眼前に現れた、という人がいたとしても、それが本当かどうかは当人以外にはわからないわけで、たぶん、「みえたことにした」、「実感したことにした」、これが真相ではないか、と思われます。なぜなら、眼前にひろがる仏や浄土を空想することはできるでしょうが、有意識領域にあっての覚醒時思考である空想を、意図して無意識領域にある睡眠時思考に変身させることなど、できるはずがないからです。

かりに、このお年よりが、本当に、「仏や浄土が眼前にひろがっているのがみえた」、これを体験した、とすれば、幻視を、現実、と確信した妄想ですが、しかし、その幻視があったのはいっときだけで観想終了後はただちに妄想から離脱していたのでしょうから、観想することでおちいった妄想、その症状の軽重度は「軽度」でしかない、と考えられますし、また、その時間は短いものでしかなかったでしょうから妄想のタイプは短時間型になります。

### ⑲神仏が、実在する、と確信しています

若いころから仏教を信仰しているお年より（女性）です。このお年よりは、若いころはわかり

ませんが、今では「神仏は実在する」、と確信しています。だれが、「神仏なんか、架空の存在で、実際にはいないんだよ」、といっても、納得することはありません。

このお年よりは、実際には存在しない神仏の存在を空想し、それを、実在する、と確信（妄信）、他からはもとより、自身でもそれを修正できないのですから、これを、誇大妄想、といっていいかどうかはともかく、「宗教妄想」におちいっていることになります。

宗教妄想は、自分が信じているだけでそれを他に強要しなければ、他に害をおよぼさないのはもちろん、自身の生活にも大きな支障はありませんでしょうから問題はありません。しかし、このような妄想におちいって、それを、他にひろめる、あるいは、他に強要する、となると弊害が現れます。弊害として現れた「宗教妄想」の典型例、それがオウム真理教の若い信徒がおこなった行為ではないか、と私は考えています。

多くの悲惨な事件を起こしたオウム真理教の信者、この人たちは、架空の存在でしかない、仏の実在と、自分たちの思い描いた死後の世界を、真実、と考えたのですが、この思考は、あり得ないことがらやわかり得ないことがらを思いうかべたのですから、空想です。空想から離脱するには、たとえば、「そろそろどこかの会社にはいって普通の社会生活にもどろうか」など、なんでもいいのですが、空想時には脳裏に潜在していた数多の潜在思考、そのなかの一つが活性化、覚醒時思考に変身すると同時に、その空想は、活性が低下し、潜在思考に変身しなければなりません。ところが、オウム真理教の信者たちの場合は、その思考（空想を描いていた思考）の活性の低下が不充分であったために、空想が潜在化せずに睡眠領域に移行、睡眠時思考として残ってしまったのです。これは、潜在思考が活性化して変身した覚醒時思考と、空想が睡眠領域に移行して変身した睡眠時思考、この両者が、脳裏に、共在し、覚醒時思考での像と、睡眠時思考での像が同時に描かれた状態ですから、すなわち、妄想におちいったことになります。仏や自分たちの描いた死後の世界、これらを妄想におちいって確信したのですから、他からはもちろん、自身の覚醒時思考での意思でも修正できなかったわけです。これら信者たちの脳裏には、たぶん正常であったのであろう覚醒時思考と、妄想の源になっている睡眠時思考が共在し、しかも、その正常な覚醒時思考でも修正のできない彼らの睡眠時思考には、仏や自分たちの描いた死後の世界と共に、あってはならないものであるにもかかわらず宗教活動にはつきものの、「布教」がふくまれていたのです。自分たちだけが仏や自分たちの描いた死後の世界を確信しているのであれば社会に大きな被害をもたらすことはなかったはずなのですが、この布教がふくまれていたことで被害が大きくなったのです。

しかし、事件を起こした信者たちは、妄想発症の源、自分たちの意思で描いた空想の内容に問題があったのは間違いないにしても、事件を起こしたときは、妄想、という心の病におかされていたのですから、彼らの異常な行動、これは病気によるものです。したがって、被害にあった人たちの心情からはかけはなれているかもしれませんが、それら信者を罪に問うのは間違っていて、可能ならば、病気を治してあげなければならなかったのです。なぜなら、思いやらなければならないのは、肉体の病ばかりではなく、心の病も同じはずだからです。

　宗教を信じることは、信じる宗派のかかげる神仏を、実在する、と信じることかもしれません。しかし、日本人の大方は、仏教徒、ということにはなっていても、私も同類ですが、信仰心が曖昧ですから、その内実は、神仏が実在するなどとは考えていない、これが実態です。すなわち、日本人、そのほとんどは、仏教徒ではあっても、真の仏教信者ではなく、妄想におちいってはいませんから、日本では宗教関連の大きな紛争はなかったのです。

　たしかに、世界各地に多くの信者が存在する海外の一神教、そこでは事情が日本と違っていて、それらの信者の多くは神の実在を確信しているようですが、しかし、神仏はそのほとんどが架空の存在ですから実在していないことは間違いないので（注7）、とすれば、善し悪しはともかく、神の実在を確信しているそれらの人たちは妄想、それも、眠りを経ても再発を繰りかえす持続型妄想におちいっていることになるのです。妄想におちいっているのですから、その人たちの脳裏には現実的な覚醒時思考と、神が実在する、という非現実的な睡眠時思考が共在していることは間違いありません。ただし、それらのなかの大多数の人たちは、神の実在を確信しながらも、支障なく普通に生活しているのですから、脳裏に覚醒時思考と共在している睡眠時思考、その比率はかならずしもそれほど大きくはないのであろう、とは想像されます。

　このお年よりの場合も、神仏の存在を確信し、妄想におちいっていたとしても、日常生活にあってはそんな思考は脳裏の片隅にしかないでしょうから、タイプが持続型であるのは間違いありませんが、もちろん、妄想症状の軽重度は「軽度」でいい、と思われます。

注7：一神教にしろ、多神教にしろ、神は空想の産物です。一方、仏教では、一応、阿弥陀如来も大日如来も、仏のもともとは人間、とされていますから、かりに、それが事実であれば実在したことになります。しかし、実際は、それらも、役柄にあわせてつくりだされた空想の産物ですから、架空の存在であることはあきらかです。お釈迦さまは実在したのですが、そのお釈迦さまが変身した釈迦如来もふくめて、仏も神と同じく空想の産物なのです。

阿弥陀如来や大日如来はともかく、実在したはずのお釈迦さまがなぜ空想の産物なのか、それは、お釈迦さまが、没した後、人々によって実在したお釈迦さまとは別ものにつくりかえられ、架空の存在に変身させられたからです。たとえば、お釈迦さまは、生まれてすぐに、一手は天を、一手は地を指し、七歩すすんで天上天下《てんじょうてんげ》唯《ゆい》我《が》独尊《どくそん》《この世にそれぞれの自我（心）は一つしかない、だから、だれの自我も尊いものだ、という意味で、釈迦が、自身を尊い存在だ、といったものではない、と私は理解しています》、といった、とされていますが、しかし、生前の記憶をたもったままふたたび現世に生まれかわる、こんなことはあり得ず、新生児がそうであるように、だれもが記憶ゼロで生まれてくるのですから、生まれてすぐに七歩すすむこととも併せて、人間であればそんなことができるはずもいえるはずもなく、こんなエピソードが付加された時点で、実在したお釈迦さまは、架空の存在、釈迦如来に変身させられたのです。いってみれば、お釈迦さまは実在した人間、釈迦如来は架空の存在、このようになります。ときに、神仏は、ある、と思う人にはあり、ない、と思う人にはない、などといわれますが、それは詭弁でしかなく、空想の産物である神仏が実在するはずがないのです。

つまり、神も仏も、架空の存在で実在しないのですから、それらの存在を脳裏に思い描けば空想で、それ（神や仏の実在）を、真実、と確信（盲信）すれば妄想におちいったことになるのです。

## ⑳とるに足りないアイデア、それを大発明である、と確信、特許申請をしたりします

もともと創意工夫が好きで、なにをするにしても、それまでのやり方を踏襲するのではなく、新しい方法で、という性格のお年より（男性）です。そのお年より、退職後しばらくは旅行などを楽しんでいたのですが、最近は、お出かけがおっくうになったのか、やや、閉じこもり傾向になっています。しかし、家にいてもすることがないので、もともと創意工夫が好きなこともあって、そのお年よりの脳裏にはいろいろなアイデアがうかんでくるようです。もちろん、それらは、改良型歯ブラシとか、ビンの蓋開け器のような、とるに足りないものばかりなのですが、お年よりは、それらを、大発明、と確信しているようで、家族が止めるのもきかずに特許申請をしたりします。

このお年よりの脳裏には、性格的に創意工夫が好きだったり、暇な時間が充分にあることで、いろいろなアイデアがうかんでくるのでしょうが、とるに足りないアイデアを、大発明、と確信

し、それが他からも自らも修正できない、とすれば、事実とは異なることを、真実、と確信したのですから、このお年よりは妄想におちいっていることになります。しかも、この事例での妄想症状の軽重度は、自分の発明したとるに足りないそれらを、特許申請、という行為に具現化していて、脳裏に覚醒時思考と共在している睡眠時思考の比率も大きい、と考えられますので、少なくとも、「中等度」以上でしょうし、タイプは、自分が、大発明、と確信している発明行為が何日にもわたってつづいているので、眠ることでいっときは妄想から離脱しても、目覚めるたびに再発しているのですから、もちろん、持続型です。

これは、誇大妄想の一種、「発明妄想」ですが、特許申請をするのも妄想におちいっての行為ですから、家族が説得してもやめないのは当然で、対応には苦慮せざるを得ません。お年よりの興味を他に向けさせることができればいいのですが、当人の好みや趣味もありますから難しいのが現実です。年をとると、適応能力が低下し、環境が変わるのを嫌うようになりますから、本人が同意するかどうかはわかりませんが、意識が他に向かうよう、以前好んでいた旅行に誘ってみるのも一法かもしれません。

### ㉑毎日、お散歩で家の前を通る男性が自分を好きなのだ、といいます

連れ合いが亡くなって、今は子ども家族といっしょに暮らしているお年より（女性）です。このお年より、普段はとくに変わった素振りもなく、前庭の花壇の世話を一人でしています。その

花壇の前の道を、そこがお散歩コースになっているようで、ほとんど毎日のように通る男性がいます。その男性は、たびたび顔を合わせますので、このお年よりに、「おはよう」、「こんにちは」、とご挨拶をしてくれます。ただそれだけなのですが、このお年よりは、その男性が自分を好きになってくれた、と勘違い（空想）、しかも、それを確信、すなわち、妄想におちいって、その男性に、親しげに話しかけます。しかし、男性は、話しかけられるのを鬱陶しく感じたのか、最近はお散歩コースを変えたようで、お年よりの家の前を通らなくなりました。お年よりは、その男性が自分を好きなのだ、と確信（妄信）していて、自分が迷惑人間になっている、とは思っていませんから、このごろどうして姿をみせなくなったのか、と気になり、その時間になると男性の姿を求めて近所をうろうろするようになりました。家の人が、「その男の人はおばあちゃんのことなんかなんとも思っていないのだよ」、といっても納得しません。

これは、誇大妄想の一種、「恋愛妄想」で、妄想は覚醒時思考と睡眠時思考が脳裏に共在することで発症するのですが、ときには、このような睡眠時思考が、ストーカー行為、として表現されることもあります。

このお年よりの場合、妄想の対象になっている男性が家の前を通る時間帯は脳裏に占める睡眠時思考の比率が大きくなっているのでしょうが、とくに日常生活には支障がないようですので、症状の軽重度は「軽度〜中等度」、妄想のタイプは、眠りを経ても再発を繰りかえしているのでしょうから、持続型です。

妄想ですから、説得しても仕方がないので、お年よりの意識がほかに向くように誘導でき、覚醒時思考の脳裏に占める比率が大きくなり、妄想の源になっている睡眠時思考の脳裏に占める比率が小さくなって、妄想行為が表出されなくなってくれればいちばんいいのですが、それが難しい場合は、相手に迷惑でなければ、そして、このお年よりに不都合がなければ、放置しておき、自然の経過で妄想の源になっている睡眠時思考が、不活性化し、潜在思考に変身してくれるのを待つよりほかかないか、と思います。相手に迷惑、あるいは、徘徊になるなどでお年よりに不都合がある場合は、引き止めることはできないでしょうから、できれば、いっしょについて歩く、こんなことで対応するしかないのかもしれません。

**㉒となりの家の屋根の上に子どもがいて危ないから降ろしてあげなければ、といいます**

夫は十数年前に他界し、今は息子夫婦とその子どもたちといっしょに生活しているお年よりです。家は農家ですが、息子の連れ合いは、それにかかわっていませんので、日中でも、多くの時間、お年よりといっしょにいます。そんな按配ですし、その連れ合いも優しくて面倒見がいい人ですから、お年よりは、気分的にも安定、とくに不自由なく過ごしています。そんなある日、窓の外をみていたそのお年よりが、とつぜん、「おとなりの屋根の上に子どもがいる、危ないから降ろしてあげなければ」、といいます。それを聞いて驚いた息子の連れ合いが、「屋根の上に子どもがいるわけないでしょ」、といっても、たぶん、そのようなことを思い描いていたので（空想）、それが、現実、となってみえたのでしょうが（「Ⅰ8　幻覚（幻視・幻聴）の源は空想か回想、ないし、夢思考です」を参照してください）、お年よりには納得しません。このお年よりには、幻視ではありますが、屋根の上の子どもがみえるのです。仕方がないので、息子の連れ合いは、お茶とお菓子を用意し、それに誘うことでお年よりの気持ちをそらすことをこころみました。すると、お茶を飲んでいる間に、睡眠時思考の活性が低下し、それが潜在思考に変身、お年よりの脳裏から屋根にいた子どもが消えたようで、お年よりは普段の状態にもどったそうです。

もちろん、これは幻視ですが、幻視は、実際には存在しないものがみえるのですから、それを確信し、修正不能であれば妄想で、これも、観想で目前に仏や浄土がみえたのと同じく、「幻覚妄想」です。なぜなら、幻視は実際には存在しないものがみえるのですが、実際には存在しないものがみえたり、あるいは、実際には起こり得ないことを起こり得る、と確信したりし、他からの説得ではもちろん、自分自身の覚醒時思考での意思でも修正できないのが妄想だからです。このお年よりの場合は、短時間で容易に妄想から離脱していますし、幻視を、現実、と誤認し、それを確信しただけですから、症状の軽重度は「軽度」です。また、お茶を飲んでいる間に妄想から離脱していますから、持続時間も短く、タイプは短時間型になります。

普通に空想から離脱するときは、実際にはあり得ない、あるいは、起こり得ないことを思いうかべていても（空想）、たとえば、「夕ご飯の支度をしようか」など、脳裏に数多ある潜在思考の一つが、活性化、覚醒時思考に変身した時点で、その空想は、活性が低下し、潜在思考に変身、それ（空想）で脳裏に描かれていた像は消えてしまいます。一方、妄想におちいるときは、脳裏に数多ある潜在思考の一つが活性化、覚醒時思考に変身しても、用済みになった思考を不活性化させる機能の機能低下などがあると、空想を描いていた思考の活性低下が不充分にしかなされず、その思考が潜在化しないで顕在思考のまま睡眠領域に移行、睡眠時思考、として残り、結果、脳裏に、覚醒時思考と睡眠時思考が共在、両者での像が同時に描かれるのです。

幻視の場合は、実際には存在しないことがらを思いうかべていて（空想）、それが実際にみえることになるのですが（たとえば、自分の子どもが幼かったころの姿を思いうかべていると、あたかも現実のごとく、その子どもが眼前に現れることがあるように、幻であっても、目にみえるには、それを脳裏に描いていなければまずはあり得ないのです）、それが他からも自らも修正できなくなれば、睡眠時思考で描かれた像、ということになり、幻視は目覚めていなければあり得ない現象ですから、出来上がりは覚醒時思考と睡眠時思考が共在しての妄想ということになるのです。

睡眠時思考によって脳裏に描かれた像、それは、他からの説得ではもちろん、自らの意思でも修正できないのですから、この場面で、息子の連れ合いが、説得せずに、他のことがらにお年よりの気をそらそうと、お茶に誘ったのは、正常な覚醒時思考にはたらきかけ、それの脳裏に占める比率を大きくすることになりますから、正解です。

妄想やせん妄には、心身の不調や生活が満ち足りたものではない、このような状況でおちいりやすくなります。しかし、もちろん、そうばかりではなく、年をとると、あらゆる機能が低下するのですが、それは、潜在思考の一つが、活性化、覚醒時思考に変身したとき、それまで脳裏に描いていた空想や回想、そして夢思考など、用済みになった思考の活性を低下させる機能も例外ではありませんから、加齢、それだけでも妄想やせん妄は発症しやすくなるのです。

### ㉓あたかも目の前に人がいるかのようなひとり言をいいます

結婚歴のない次男と二人暮らしをしていた、もともと統合失調症に罹患しているお年より（女性）です。このお年よりは、食べることだけが楽しみで、ほとんど動かずに食べてばかりいましたので、極度に太って歩行も困難になり、家庭での生活が難しくなって施設に入所したのです。このお年より、当初は、まあまあ歩行訓練などもしていたのですが、風邪をひいて寝こんだのをきっかけに、以前からあった妄想がはげしくなり、だれもいないのに、そこにだれかがいるかのように話しかけることがひんぱんになりました。

ちなみに、お年よりにかぎらず、実際にはいない人が家にいるようなことをいうことがありますが、これは、「幻の同居人」、といって、妄想におちいっての幻覚（幻視）による現象です。

このお年よりは、それを脳裏に描いていたからでしょうが（空想）いない人がみえ（幻視）、それを、現実、と確信しているのですから「幻覚妄想」におちいっているのです。しかも、このお年より、そればかりではなく、ときには、「もの盗られ妄想」を併発、同室の人に、「盗んだお金を返せ」、「貸したお金を返せ」、などといって、けんか腰になることもあります。

統合失調症には、破瓜型・緊張型・妄想型がありますが、このお年よりの統合失調症は、発症が三十五才くらいでしたから、これくらいの年齢層で発症することの多い、妄想型、と考えられます。このため、もともと妄想がなくはなかったのですが、体調不良を契機にそれがはげしくなり、幻覚妄想にもの盗られ妄想が上乗せされ、しかも、眠りを経ても妄想から離脱できずに再発を繰りかえす、持続型妄想になったもの、と思われます。

もちろん、幻覚を、事実、と誤認、それを確信しているのですし、もの盗られ妄想も併発していますから、症状の軽重度は「重度」、と思われますが、このような症例に対し、介護側は、妄想内容を否定せず、妄想の多くがそうであるように、このお年よりの妄想も、「自分を中心として描く空想」が源になっている、と考え、お年よりの気持ちを自分以外のことがらに向けさせることで妄想の源になっている睡眠時思考の脳裏に占める比率を小さくしようと、絵画クラブや書道クラブに誘ってみたりすることで対応しました。この対応は正しかったのでしょうが、しかし、現実には、発症の因が統合失調症にあったことに加えて、妄想の源、睡眠時思考の脳裏に占める比率が大きかったからか、このお年よりを妄想から離脱させることはもちろん、妄想の源になっている睡眠時思考の脳裏に占める比率を小さくして妄想症状の表出を減らすこともできなかったようです。

妄想の源は、睡眠時思考、すなわち、無意識領域での思考で、他からの説得ではもちろん、当人自身の覚醒時思考での意思でも修正できないのですから、介護側が妄想を否定しなかったのは間違っていなかったのです。ただ、このお年よりの妄想は、風邪をひいて寝こんだのをきっかけにはげしくはなってはいますが、もともと発症の因が統合失調症にありますので、お年よりの気持ちを自分以外のことがらに向けさせることで、妄想の源になっている睡眠時思考の脳裏に占める比率を小さくして症状の表出を減らしたり、睡眠時思考を潜在化させて妄想から離脱させる、これが成功する可能性が低いのは仕方がなかったのだ、と思われます。

発症の因が統合失調症にあるこの例のように、妄想から離脱させるのが難しく、それが他に大きな迷惑をかけるような場合は、あるいは、薬物治療の併用を考慮する必要があるのかもしれません。

### ㉔息子が仕事にきているはずなのにいない、といって、あたりを探しまわります

数カ月前までは長男夫婦と同居していたのですが、介護を担ってくれていた長男の連れ合いをターゲットにした「もの盗られ妄想」がはげしくなり、同居が不可能になって施設に入所したお年より（女性）です。このお年より、入所後は、攻撃対象からはなれたせいか、妄想におちいることもなく、他の入所者との関係性はともかく、とくに問題を起こすこともなく過ごしていました。それが、ある日、とくに誘因もなさそうなのですが、「息子がこの施設に仕事にきているはずなのにいなくなった」、といって、廊下やほかの入所者の部屋を探しまわります。施設の介護

職員が、「あなたのご長男がこの施設に仕事にくるはずはないでしょ」、といくら説得しても納得しないので、介護職員は困りはてたそうです。

このお年よりは、たぶん、息子が仕事にきている場面を空想していて、その空想が、睡眠時思考に変身、現実、と確信されて妄想におちいったのです。結局は、夜の眠りにはいり、翌朝目覚めたときには妄想から離脱していて、妄想状態にあった時間は短く、短時間型でしかなかったのですが、廊下やほかの入所者の部屋まで探しまわっていますから、脳裏に占める睡眠時思考の比率は大きかったはずで、症状の軽重度は「中等度~重度」くらい、と思われます。

普通、空想は、たとえば、あらぬことを空想していても、たとえば、「そろそろ時間だから昼食にしようか」、このような思考が脳裏にうかべば、それまで描いていた空想は、ただちに、潜在化、描かれていた像が消えてしまうように、空想をしていたときには活性化していなかった数多の潜在思考、そのなかの一つが、活性化、覚醒時思考に変身すると、同時に、活性を失い、潜在思考となって脳裏に描かれていた像は消えてしまいます。ところが、この例の場合は、「息子が仕事にきている」、このようなあり得ないことを空想していて、それがどんな思考かはともかく、潜在思考の一つが活性化、覚醒時思考に変身しても、その空想が、不活性化が不充分にしかなされなかったため、潜在化せずに睡眠領域に移行、睡眠時思考として残り、脳裏に、覚醒時思考と睡眠時思考が共在、それらでの像が同時に描かれる妄想におちいったのです。このお年よりが妄想におちいったのも、その主たる因は、用済みになった思考の活性を低下させ、それを潜在思考に変身させる機能のはたらきが弱まっていたからであろう、と考えられます。

妄想の源、睡眠時思考は無意識領域での現象で、そこには覚醒時思考での意思がいれられないのですから、説得に効果がなかったのは当然なので、あるいは、息子さんをつれてきて顔をみせても、混乱はするかもしれませんが、このお年よりがただちに妄想から離脱してくれるとはかぎりません。混乱するかもしれないのは、息子さんが顔をみせても、それを正しく認識できるのは覚醒時思考だけで、妄想の源になっている睡眠時思考はそれを正しくは認識できませんので、脳裏に、事態を、正しく認識できた覚醒時思考と、間違って認識したであろう睡眠時思考、すなわち、同じ対象を違って認識した思考が共在することになるからです。この例のような場合は、お散歩でもいいし、お茶に誘うのでもいいのですが、自然なかたちで、共在している、覚醒時思考の脳裏に占める比率が大きくなり、睡眠時思考の脳裏に占める比率が小さくなるように仕向けたほうが効果的なのです。

## ㉕このごろ、石けんやティッシュを口にいれるようになりました

次男夫婦、自分の連れ合い、これら四人で暮らしているお年より（女性）ですが、このところ認知症が進行して徘徊がひんぱんにみられます。そして、このお年より、徘徊、その途中でもみられるのですが、手のとどくところにある品物を、それが食べられるものかどうかをたしかめもせずに、口にいれるようになったのです。徘徊の途中では道ばたに咲いているお花、家では石け

んやティッシュなどが主なのですが、ときには、ボタンや洗剤など、危険なものや、自分の便であることもあります。

これはお年よりの異食行為ですが、認知症になると妄想におちいりやすくなりますから、認知症老人が、石けんやロウソクを食べるときは、あるいは、それらからクリームパフェを連想（空想）し、その空想が、睡眠領域に移行、睡眠時思考に変身して妄想におちいり、真実、と確信されているのかもしれませんし、便を食べるときは、あるいは、それからチョコレートパフェを連想（空想）し、その空想が、睡眠領域に移行、睡眠時思考に変身して妄想におちいり、真実、と確信されているのかもしれません。お花を食べるときになにを連想しているのかはともかく（イチゴケーキかもしれません）、いずれにしても、この状態にあるときの妄想症状の軽重度は、子どもがえり現象や認知症の症状がからんでいますから重いようにはみえますが、しかし、空想が確信されての異食行為も半分なにげない行為で、脳裏に占めている睡眠時思考の比率が大きいわけではありませんから、軽度になります。しかも、この場合の妄想は、目にはいったそれぞれから食べ物を空想し、それが、真実、と確信されて妄想におちいっているのでしょうから、それぞれの妄想継続時間は短時間であり、短時間型妄想が繰りかえし発現しているのであろう、と思われます。

年をとると、身体機能のほとんどは子ども時代にかえるのですが（子どもがえり現象）、認知症ではそれらの現象が加速されます。味覚機能も例外ではなく、それが認知症後期にみられる異食行動を可能にしているのではないか、と想像されます。なぜなら、認知症後期での異食行動は、石けんやロウソク、はては、自分の便まで食べるのですが、このような不味いものは味覚鈍麻がなければ食べられるはずがないからです。子どもでも同じような異食行動がありますが、そのほとんどが乳児ですから、異食行動のある認知症老人の味覚機能は乳児程度にまで低下しているのであろう、と推測されるのです。

お年よりの異食行動、これはかならずしも空腹のためではなく、その因の一部は、乳児が手にしたものをなんでも口にいれるのと同じで、子どもがえり現象もからんでいるのでしょうから、子どもにかえったお年よりが目につくものをみさかいなく口にいれるのは仕方がないのです。

この行為が妄想におちいってのものであっても、あるいは、子どもがえり現象に因があるものであっても、対応には難しさがあるのですが、手のとどくところに、仏壇のロウソクや線香をふくめて、日常生活で使う危険物や毒物を置かない、こんなことより仕方がないのかもしれません。

ちなみに、ボタンや防虫剤など、危険なものがお年よりの口にはいっているのをみつけて、いきなり口から取りだそう、とすると、予期せぬ抵抗にあうことがあります。お年よりは、食べ物を口にいれている、と思っているのですから、お年よりが、それをとられる、と勘違いして抵抗するのは当然なのです。また、異物を食べているのをみて、周囲の人が、驚いて大騒ぎをすると、その騒ぎに、お年よりが、驚いて、反射的に飲みこんでしまうことがありますので、そのような状況に遭遇したら、慌てず騒がず、ほかの食べ物をさしだして、それと交換してもらうなどの工夫が必要です。

## ㉖自分には狐が取り憑いているのだ、といって、狐の真似をします

もともとちょっと風変わりなところがあるのですが、とはいっても、神社にお参りするのが趣味、という程度で、連れ合いと普通に暮らしているお年より（男性）です。そのお年よりが、ある日、とつぜん、「狐が取り憑いた」、といって、「狐コンコン」など、狐の仕草をします。連れ合いが、驚いて、「そんなことがあるはずがないじゃないの」、といって説得するのですが、取り憑いた狐がお年よりからはなれる気配はありません。連れ合いが、どうしたものやら、と様子をみていたら、翌朝には憑いた狐がどこかにいってくれたようで、いつものお年よりにもどっていました。

これは、「憑依《ひょうい》妄想」、といわれ、神仏、先祖の霊、動物などが取り憑き、それらによって自分が行動させられたり、しゃべらされたりしている、と確信するものです。

発症の因は、かならずしも解明されてはいないようですが、統合失調症でみられる「させられ体験現象（なにかわからないものの力によって自分がなにかをさせられている、と感じる）」に類似のものではないか、と考えられています。憑依妄想は特殊な妄想ではありますが、普通、そこにしっかりおちいれば、脳裏に占める睡眠時思考の比率は大きく、確信がゆらぎませんので、この例をふくめて、ほとんどの憑依妄想、その症状の軽重度は「重度」になります。ただし、こ

のお年よりの場合、翌朝には取り憑いた狐がどこかへいってくれましたから、タイプは、妄想の源になっていた睡眠時思考が眠ることで潜在化したわけで、短時間型妄想です。

対応は、先祖の霊や動物などが取り憑いたのであれば、お祓いやお経などで憑きものが退散してくれるかもしれませんからこころみてもいいのですが、妄想の源が睡眠時思考で、そこには覚醒時思考での意思がいれられませんので成功の確率は低いのです（空想ではありますが、お祓いなどに効果がある、と考えるのは覚醒時思考です）。しかも、取り憑いたのが神仏となると、お祓いをするわけにもいかないでしょうから、説得に効がないこともあって、対応にはさらに難渋することになります。まあ、直接的な被害がなければ、脳裏に占める覚醒時思考の比率が大きくなるよう、たとえばお散歩に誘うなど、できるだけお年よりの意識がほかに向くように誘導しながら、妄想からの離脱を待つより仕方がないのかもしれません。

### ㉗原発はぜったいに安全だ、といって、ゆずりません

原発のあるK町で小さな食堂を営んでいるお年より（男性）です。この原発は、休止中で、今のところ、福島原発の事故例もあり、事故の可能性が皆無とはいえないことで再稼働のめどはたっていません。

お年よりの経営する食堂にくるお客さんの大半は原発に従事している人たちで、このお店も、原発が稼働していたときには結構繁盛していたのですが、原発が休止してからは閑古鳥が鳴くよ

うになりました。そのせいかどうかはともかく、このお年よりは、「国が、安全、というのだから事故など起きるはずはない、早く原発を再稼働させるべきだ」、と執拗に主張しています。

このお年よりが、かりに、お店が繁盛するかどうかに関係なく、原発はぜったいに安全、と確信している、とすれば、このお年よりは妄想におちいっていることになります。なぜなら、人間のつくった機械や装置で、ぜったいに故障しない、こんなものはありませんし、人間の想定している自然災害も、それを超える自然災害が発生しないという保証はどこにもないからです。しかも、チェルノブイリ原発や福島原発の事故例からも想像できるように、原発事故は人類滅亡の端緒になる可能性さえあるのです。

このお年よりが、妄想におちいり、原発は事故を起こさない、と確信しているのであれば、その期間は一日や二日ではありませんから、お年よりのおちいっている妄想は、眠りによっていったんはそこから離脱しても、目覚めることでの再発を繰りかえしている持続型でしょうし、症状の軽重度は、確信度が高く、常時、妄想の源、睡眠時思考が心の大きな部分を占めているようですから、重度になります。

ただし、単に、お店の繁盛を願って原発の再稼働を主張しているのであれば、その主張は、妄想におちいってのものではなく、損得勘定がからんでのもので説得による修正が可能ですから、なんらかの救済措置をほどこすことで主張を撤回させることができるように思われます。

私は、前々から、人類滅亡の因となるのは、いきすぎた遺伝子操作と原発事故ではないか、と考えています。遺伝子操作に節度が必要なのは当然ですが、他の方法で代替可能な原発は地球上から消えてもらわなければならないのです。

## ㉘男も女と同じように子育てするのが当たり前、といいはります

仕事はもちろん、家庭での役割も男女が同じでなければならない、と日ごろ主張している革新派のお年より（女性）です。このお年よりは、子育ても男女が同じようにしなければならない、といい、しかも、それを確信しているようなのです。しかし、男も女と同じように子育てするのが当たり前、これが真実でない、とすれば、このお年よりは、あり得ないことを思いうかべ（空想）、それを、真実、と確信しているのですから、この空想は、睡眠領域に移行、睡眠時思考に変身したわけで、すなわち、妄想におちいっていることになります。

子育てを男女が同じようにしなければならない、これが真実かどうかを考えてみます。

私は、生物は、生物がこの世に誕生しての究極の役割は、種の保存に資すること、と理解しています。実際、生物は、そのほとんどが、その目的に沿うように進化してきているのです。もちろん、人類も例外ではないので、たとえば、女性の一生は育児期間を残して子づくりができなくなるように設定され、男性の一生は死の間際まで子づくりができるように設定されていますが、そのように進化したのは、それが種の保存にもっとも資するからです。

女性の身体は、子育てをするようにつくられていますから、子育て期間を残して子どもをつく

り終えるようにできていますし、男性の身体は、子育てにかかわらないようにつくられていますから、死の間際まで子づくりにはげめるようにできています。これが現実で、この現実が自然が想定した種の保存にもっとも資する姿なのです。とすると、女性は、子どもを産み、それを育てる役割を、男性は子どもをつくるだけの役割を、それぞれ受け持つのが人類の保存にもっとも利する、これが自然の摂理なのですから、いいかえれば、自然の摂理としては、男性には、子どもをつくる役割はあっても、子どもを育てる役割はないことになるのです。

女性には子育ての役割があり、男性にはそれがない、このことは、男女の身体的な違いをみればあきらかで、女性は子育てに必須な授乳が可能ですが、男性はそれが不可能です。女性は、身体的にはもちろんですが、精神的にも忍耐力が優れていることで、基本的に、女性の心身は子どもを生み育てるのに適しているのです。一方、男性は、子育てに必須な授乳ができないのはもちろん、精神的にも忍耐力が劣りますから子育てには適していないのですが、しかし、筋力や瞬発力が優れていますから、外敵からの予期せぬ攻撃に対応したり、食糧を獲得するための狩猟には女性よりも適しています。

簡単にいえば、女性の心身は、妊娠、出産、授乳が可能なこともあり、種の保存に直接かかわるのに都合のよいようにできており、男性の心身は、種の保存に直接かかわっている女性が出産や子育てに専念できるよう、食糧を調達し、女性を外敵から守るという、いわば、間接的に種の保存にかかわるのに都合のいいようにできているのです。

卵生動物はともかく、胎生動物の人間では、男性と女性ではつくれる子どもの数に大きな違いがあります。人が一生の間につくれるであろう子どもの数は、まあ、女性は最多二十～三十人くらいでしょうが、男性は数百人単位になります。数百人の子どもを育てることなどできるわけがないのはあきらかで、人間以外の哺乳動物の多くも牡は子育てにかかわっていません。

競争馬を例に考えてみると、競馬に使用される馬は、中央競馬と地方競馬、併せて毎年六〇〇〇頭以上生産されるそうですが、それには、牝馬は、一年に一頭しか産めませんから、六〇〇頭必要になります。一方、牡馬は、年間五〇頭以上に種付けが可能ですから、数的にはほぼ一二〇頭あれば足りることになります。とすると、牡馬は、一年間で五〇頭以上に種付けをするのもいるくらいですから、仔馬をみてもどれが自分の子どもかもわからないのが現実で、仔馬への愛情など芽生えるはずはなく、当然のこととして、子育てには関与しません。牝馬は自分が生んだ仔馬を愛情を持って育てますが、牡馬は自分のつくった仔馬に無関心なのです。ただし、牝馬の場合も、動物のほとんどがそうであるように、人間のようにいつまでも母子が想い合うことはなく、子どもが独り立ちできる状態になった段階で、次の出産育児にそなえて、親ばなれ子ばなれが成立し、同時に、心的には親子関係がなくなりますから、当然、母子の情もそこで終わってしまいます。

ちなみに、人間には父子の情があるようにひろく理解されていますが、この情は自然の摂理としてあるのではなく、生後、学習することで後天的に植えつけられ、育まれたもので、それを学習しなかった父子の間には、親子の情は存在しない、と私は理解しています。私は、自然発生的には、人間の親子の情、これは、他の多くの胎生動物も同じなのですが、母と子の間にだけ存在するもので、父と子の間には存在しない、と考えているのです。

いずれにしても、男の子育て、これは自然の摂理に反することで、子育てを男女が同じようにしなければならない、これが真実でないのはあきらかですから、それを確信し、他からはもちろん、自らの意思でも修正できない、とすれば、その思考は無意識領域にある睡眠時思考です。

つまり、子育てを男女が同じようにしなければならない、このように考えたこのお年よりの思考は、事実でないことを脳裏にうかべたのですから空想で、この空想から離脱するには、たとえば、「締め切りが迫ってきたから書きかけの原稿を書き終えてしまおうか」とか「お掃除でもはじめようか」など、次々と変わるのでしょうからなんでもいいのですが、脳裏に数多ある潜在思考の一つが、活性化、顕在思考（覚醒時思考）に変身して脳裏に描かれたとき、いれかわりに空想が潜在思考に変身しなければなりません。このお年よりが妄想におちいったのは、潜在思考の一つが、活性化、顕在思考（覚醒時思考）に変身して脳裏に描かれたにもかかわらず、この潜在化しなければならない空想が、潜在化せず、睡眠領域に顕在思考として残ってしまい、脳裏に覚醒時思考と睡眠時思考が共在したからなのです。

ただし、このお年よりが妄想におちいっている、とすれば、眠りを経ての再発を繰りかえしている（眠れば、いったんは、妄想や回想から離脱します）期間は長く、持続型妄想ではありましょうが、しかし、日がな一日、男も女と同じように子育てするのが当たり前、こんなことを考えているわけではなく、日常のほとんどの時間は、そんなことは表面に現れず、お年よりの脳裏に占める睡眠時思考の比率はごく小さいのでしょうから、症状の軽重度は「軽度」でしかない、とは思われます。

## ㉙死後の世界は「無」である、といつもいいます

高名な小説家のお年より（男性）です。この小説家は、『死後の世界は「無」である』、といつもいっていますから、死後の世界を「無の世界」、と想像（空想）し、それを、真実、と確信しているのです。しかし、死後の世界は、人間のだれもが、ぜったいに知り得ない世界ですから、わかるはずがないので、かりに、この小説家が本当にそれを確信しているとすれば、それは妄信で、このお年よりは妄想におちいっていることになります。なぜなら、あり得ないことや起こり得ないこと、そして、ぜったいに知り得ないことを脳裏に思い描き（空想）、その空想を、真実、と確信し、それを、他からの説得ではもちろん、自らでも修正できなければ、その確信は無意識領域での出来事（睡眠時思考）になるからです。ただし、このお年よりは、死後の世界は「無」である、このような理解を他に強要しているわけではありませんし、お年よりの日常生活にその理解が大きく影響しているわけでもないでしょうから、脳裏に占める睡眠時思考の比率はわずかな部分でしかなく、症状の軽重度は「軽度」であろう、と想像されます。ただし、これが本当に

妄想であれば、眠りを経ての再発を何年にもわたって繰りかえしていることになりますから、タイプは持続型になります。

死後の世界は、人間のぜったいに知り得ない世界ですから、どのように想像しても、だれも、それが正しいとも間違っているともいえないので、したがって、そこ（死後の世界）は、どのように想像しても、他にその思考を強要するのでなければ、人畜無害ですから、なんの支障もないのです。もちろん、この小説家も自分の考えていることを述べているだけですから問題はないのですが、既存の多くの宗教団体のように、布教、と称して、自分たちの想定した死後の世界を他にも信じることを強要するのは、争いの種になりますから、避けなければなりません。

## ㉚人間は、ほかの動物と違うのだから、他人に危害を加えたり、他人のものを盗んだりしてはいけない、といいます

かっては高校で漢文の教師をしていたお年より（男性）です。このお年よりは、ことあるごとに、「人間は、ほかの動物と違うのだから、他人に危害を加えたり、他人のものを盗んだりしてはいけない」、といっています。

ここでいわれている、「他人に危害を加えたり、他人のものを盗んではいけない」、これはいいのですが、しかし、「人間は、ほかの動物と違うのだから」、ここが、いいかえれば、人間は、ほかの動物とくらべて、知的にはもちろん、道徳的にも優れている、ということでしょうから、間

違っているのではないか、と私には思えるのです。そして、かりに、私の考えが正しければ、このお年よりは、間違っていること（あり得ないこと）を思いうかべ（空想）、それを、正しい、と確信し、他からはもちろん、自らも修正できないのですから、妄想におちいっていることになるのです。

仏教には六道輪廻思考がありますが、その六道は、地獄界・餓鬼界・畜生界・修羅界（阿修羅界の略）・人界・天界、この六つの世界で構成されています。このなかの、怒りや闘争に明け暮れている世界、とされる、修羅界、これが人間世界にぴったり当てはまり、しかも、不道徳の世界、とされる畜生道に生きる畜生よりも人間は道徳心に欠けているのではないか、と私は考えているのです。なぜ、そのような理解になるのか、それを簡略化して述べてみます。

人間は、有史以前から現在にいたるまで、人間同士が、絶えることなく、生死をかけて、個対個の争いはもちろん、集団で争ってきたし、また、今も争っています。しかし、人間以外の動物は、たとえば、時間になれば餌が貰え、ほかの餌を必要としない水族館の水槽で泳いでいるサメがいっしょに泳いでいる小魚を襲うことがないように、食料として必要としないかぎり、あるいは、種の存続に必要な自分のテリトリーに危害がおよばないかぎり、同種異種を問わず、ほかの動物を攻撃することはほとんどありませんし、まして、集団での殺し合いなどはしません。

人間特有の、愚か、というしかない集団での殺し合い（戦争）、これをみると、人間が、知識はともかく、少なくとも、性格、そして、知恵さえをふくめても、他の動物よりも劣っている、すなわち、愚かであり、また、凶暴であるのはあきらかなのです。戦争は、おたがいに関係のない、いってみれば、知らないもの同士、関係のないもの同士、そして、ほとんどが直接的には対立した利害関係のないもの同士の殺し合いなので、こんなことをしている人間を愚かで凶暴といわないで、なにを愚かで凶暴というのか、人間世界は、まさに、愚かな修羅の世界なのです。

平成二十七年九月十日、稀なる大雨が降り、茨城県と栃木県、宮城県で甚大なる水害が発生しました（ちなみに、令和元年十月十二日から十三日にかけて、台風十九号が襲来、東海地方から東北地方の大きな範囲に、このときよりも大きな被害をもたらしました）。家が、流されそうになったり、流されたりで、住民は避難を余儀なくされたのですが、その留守家屋に多くの空き巣泥棒がはいったのです。家が、水に浸かる、流されそうになる、流される、こんなことで失意のどん底にある人の家に空き巣にはいるなど、人間以外の動物にはあり得ない悪行です（たまには、漁師の捕った魚を横どりするカモメや食卓の魚を盗み食いするネコもいますが）。同じことが、平成二十八年四月十四日に起きた熊本地震のときにも頻発したようで、こんな悪行をする人間ですから、食料として必要としないかぎり、あるいは、種の存続に必要な自分のテリトリーが侵害されそうにならないかぎり、ほかの動物を攻撃することのない人間以外の動物、また、弱みにつけこんでの盗みなどしない人間以外の動物、これらが、六道での畜生界や修羅界にそっくり該当する人間よりも、野蛮で道徳的に劣っている、とは考えられないのです。

このようにみてみると、人間が、畜生より、道徳面ではもちろん、知恵的にさえも劣っているのはあきらかなので、真言宗の開祖空海は、畜生でさえも成仏するのだから人間が成仏できないはずがない、このように説きましたが、これは人間を買いかぶっているのですし、一般世間では、おこないの極端にわるい人を、人間性に欠ける、人間とは思えない、そして、畜生よりも劣る、などといいますが、これも間違っていて、実際は、道徳面でも人間よりも畜生のほうがはるかに優れているのですから、極端に悪行をなした人間を称して、畜生よりも劣る、こんなことをいっては畜生に申し訳ないことになるのです。

つまり、「人間は、ほかの動物と違うのだから、他人に危害を加えたり、他人のものを盗んだりしてはいけない」、これは、いいかえると、人間以外の動物は、いわれなく、他の動物に危害を加えたり、他の動物のものを盗んだりしている、ということですから、間違っているので、このお年よりのように、それを、正しい、と確信してしまえば妄想におちいっていることになるのです。ただし、かって高校の教師をしていたこのお年よりが、「人間は、ほかの動物と違うのだから、……」、このように確信してから長い年月が経っていて、妄想におちいっている、とすれば、眠りを経ても再発を繰りかえしている持続型妄想にはなりますが、このような思考は普段は脳裏の片隅にあって表に出ないのでしょうから、このお年よりの妄想症状の軽重度が「軽度」であるのは間違いありません。

## ㉛戦争には正しい戦争と正しくない戦争があるのだ、といいます

ある宗教を信仰しているお年より（男性）です。このお年よりは、常々、「戦争には正しい戦争と正しくない戦争があるのだ」、といっています。しかし、私は、正しくない戦争がある、これはいいのですが、あり得るはずのない、正しい戦争がある、これを確信しているのであれば、このお年よりは、普段の生活でそれが表面に出てくることはないのでしょうから、妄想の源となっている睡眠時思考の脳裏に占める比率は小さく、症状の軽重度は「軽度」でしかなくても、妄想におちいっている、と考えます。

戦争にはおたがいに相手がありますが、このおたがいが共に正しいなどはもちろん、どちらかが正しい、こんなこともあり得ず、どちらも正しくない、これが正解です。人間は、有史以来、畜生でさえもしない集団同士での争いを絶え間なくやっていますが、これが愚かな行為であることは論をまたないので、戦争をしている両者はどちらも正しくないのです。

外国にはもとより、日本にも、たとえば、十五世紀後半に起きた、蓮如の率いる浄土真宗による加賀の一向一揆などがあり、これらは、宗教戦争、と呼ばれ、信仰を守るための、正しい戦い、とされることもありますが、しかし、考えてみれば、宗教戦争といわれている戦争も、自分の信仰だけ（多くは、自分たちの想定している神仏の実在と死後の世界を確信しているのですから、妄想です）が、正しい、と誤解、しかも、確信し、それを他に押しつけているだけですから、正しいはずがないのです。

いずれにしても、他の集団から一方的に攻撃されたときにどのように対応したらいいのか、という問題は残りますが、戦争をしているおたがいの、どちらかが正しい、あるいは、どちらもが正しい、こんなことはなく、どちらも正しくない、これが真実です。したがって、間違っていることを、正しい、と確信し、それを他からも自らも修正できなければ妄想ですから、実際にはあり得ない、正しい戦争がある、これを確信し、それが修正できないこのお年よりは、年余にわたって、眠りを経ても再発を繰りかえす持続型妄想におちいっていることになるのです。

### ㉜「米百俵の故事」は美談だ、と信じています

若いころから、穏やかで、常識人、として通っているお年より（男性）ですが、このお年よりは、「米百俵の故事」は美談である、と信じて疑っていません。しかし、この故事はかならずしも美談ではないようで、とすれば、美談でないこと（真実でないこと）を美談（真実）、と確信しているこのお年よりは妄想におちいっていることになります。

「米百俵の故事」、これは、明治維新期、越後は長岡藩で起きた出来事で、ことは、北越戊申《ぼしん》戦争（一八六八）で焦土と化した長岡藩に、その窮状を知った三根山藩（今の新潟市西蒲区巻）から見舞いの米が百俵贈られてきたことにはじまります。

藩の上層部で贈られてきた米を配分するかどうかの議論をしたのですが、まとまらず、結局、ときの長岡藩大参事小林虎三郎に判断を一任することになりました。その米は飢えに苦しんでい

た長岡藩の藩士たちにとっては喉から手が出るほど欲しかった贈り物で、その処理が虎三郎に一任されたことを知った彼らは、虎三郎にその米を分け与えてくれるようにせまりました。しかし、判断を一任された虎三郎は、「今、食料に窮しているからこそ、贈られてきた米、それを資財にして藩の将来のために学校をつくり教育をするのだ」、といって、米を売り払い、その代金を、校舎の建築がはじまっていた国漢学校に注ぎ、子弟の教育に転用してしまったのです。

この故事は、「目先のことにとらわれず、明日のために行動する、という風土を長岡に植えつけ、未来を担う新しい世代を育む思想の源泉となった」、と人々に解釈され、虎三郎の判断は、「目先の益にとらわれず、将来を見据えたもの」、として、今もひろく賞賛されています。しかし、そのような理解が正しいかどうかに問題があり、私には、間違っている、としか思えないのです。

当時は、江戸時代から明治時代への移行期で、世は激変のまっただなか、三根山藩はもとより、越後の国に裕福な藩などあろうはずはなく、どの藩も乏しい食糧をやりくりしてしのいでいる状況でした。三根山藩の人たちは、自分たちの食糧も充分にはなかったのですが、長岡藩の窮状を見過ごすことができず、たいへんな犠牲をはらって百俵の米を長岡藩に寄贈したのです。自分たちの食べる量を減らしてまで長岡藩当面の窮状を救うべく米を寄贈した三根山藩の人たちは、当然、その米は藩の人々に分け与えられ、その人々に自分たちの思いが通じる、と考えていたに違いありません。にもかかわらず、長岡藩では、三根山藩の人たちの意思に反し、飢餓を訴える藩士たちにその米を配布せず、お金に換えて将来のための教育に使い、その行為が、現在、快挙として、「目先のことにとらわれず……」、とされているのです。

ここで考えたいのは、与えた側と貰った側の心です。仏教には、「三輪清浄《さんりんしょうじょう》」、という教えがあります。三輪とは、自分と他人、そして、自分と他人との間に展開される行為のことをいい、清浄とは、この三者の間にまったくこだわりがないことを意味します。

この故事の場合は、米を寄贈した三根山藩、寄贈された長岡藩、そして、百俵の米を、寄贈し、寄贈される行為、この三者で三輪が形成され、これらの間にまったくこだわりがないのが三輪清浄になります。したがって、三輪清浄が完成されていれば、寄贈した三根山藩の人たちは、お礼の一言も期待していないわけで、百俵の米がどのように使われようと関知しないことになります。しかし、三輪清浄は悟りの世界ですから、三根山藩の人たちがその域にたっしていたとは考えられず、したがって、その人たちは、百俵の米の行方には関心を持っていた、と思われます。三根山藩の人たちは、自分たちの食べる量を減らしてまで長岡藩当面の窮状を救うべく寄贈した米ですから、当然、藩の人々に、分け与えられ、自分たちの思いが通じる、と考えていたはずで、少なくとも、長岡藩の将来にそなえての子弟教育に使われることは期待していなかったに違いないのです。

つまり、三根山藩の人たちは、米を売ってお金に換えることがわかっていれば、百俵もの米を長岡藩に贈らなかったはずで、長岡藩がおこなった、「贈られた米を売ってお金に換えた行為」、これが寄贈した三根山藩の人たちの気持ちを裏切っていることは間違いないのです。その米がもともと長岡藩のものであったのなら、虎三郎の選択は、あるいは、先見の明あり、と解釈していいのかもしれませんが、しかし、それが他から寄贈されたものである場合は、寄贈した側の心に沿うのも人の道で、貰ってしまえばどのように使おうと貰った側の自由、この考え方はいかにも身勝手です。ということで、小林虎三郎の行為は、「人の道をはずれた身勝手なもの」、となって美談でなくなりますから、それを、美談と理解し、確信していて、他からはもちろん、自らも修正できないこのお年よりは妄想におちいっていることになるのです。もちろん、妄想におちいっている、とすれば、それは眠りを経ても再発を繰りかえしている持続型になりますが、しかし、日ごろはそんな思考は脳裏の片隅にしかないでしょうから、妄想症状の軽重度は「軽度」でしかないのはたしかです。

### ㉝女より男のほうが優れている、と確信しています

もともと男尊女卑的な思考の持ち主であったお年より（男性）です。このお年よりは、男は女よりも能力が優れている、と確信し、だれになんといわれようともそれを変えることはありません。しかし、それ（男が女よりも能力が優れている、ということ）は正しくありませんので、それを、正しい、と確信しているこのお年よりは、これも、症状の軽重度は「軽度」でしかないのかもしれませんが、妄想、それも眠りを経ても再発を繰りかえしている持続型妄想におちいっていることになるのです。

それでは、男と女、どちらの能力が優れているかを考えてみたい、と思いますが、それには、中枢神経機能の能力と身体機能の能力に分けて検討しなければなりません。

中枢神経機能では、知的能力に男女で大きな違いはないようですが、日常行為を生みだす源の思考、これには違いがあります。

思考は、現状の把握ではじまり、記憶を材料に進行し、判断（結論）に到達、それが言動として表現されます。その過程での男女の違いは、神経の伝達速度が関与しての思考の進行速度にあります。女性は、日ごろの言動、とくに車の運転などをみていればわかるように、神経の伝達速度が遅く、結論に到達するまでに時間がかかるのです。思考の進行が遅くても、思考時間に余裕があれば問題はないのですが、余裕がない場合は、制限時間内に判断にいきつかず、ときにはパニックという現象で表現されることもあります。

大昔、男の仕事は即断即決が不可欠な狩り、女の仕事はゆっくりと判断に到達すれば間に合う家事と畑仕事でしたが、これは、男女、どちらの特徴もが生かされた合理的な役割分担であったのです。逆にいえば、性急な傾向にある男性は家事や畑仕事には不向きで、結論に到達するまでに時間のかかる女性は狩りには不向き、ということになります。しかし、これらの仕事は、どちらも必要不可欠であったのですから、どちらの仕事に向いているから優っている、ということはないのです。

身体的には、「Ⅱ1⑴㉘男も女と同じように子育てするのが当たり前、といいはります」でも述べたように、男女での違いはあきらかで、女性は、男性にはできない、妊娠、出産、授乳が可能ですし、持久力に優れていることもあり、基本的に、女性の身体は子どもを生み育てるに適しているようにつくられています。一方、男性は、妊娠や出産、授乳などはもちろんできませんが、筋力や瞬発力が優れていますから、外敵からの攻撃に対応したり、食糧を獲得するための狩猟には女性よりも適しています。ですから、女性が子育てや家事仕事を受け持ち、男性は女性がそれを遂行しやすくなるように手助けする、これが効率的なわけで、現在では、男性も積極的に育児に参加していますし、それはそれでいいのでしょうが、この行為はあくまでも学習によって後天的に植えつけられて生まれたものなのです。男が育児に参加するようにはできていない、このことは、女は寿命に育児期間を残して子づくりが終わり、男は寿命の尽きる間際まで子づくりができる、こんな事実からもあきらかです。

以上、簡単に眺めても、男女に、身体機能にはもちろん、中枢神経機能にも違いがあるのはあきらかですが、しかし、これらの違いは、どちらも有利にはたらく場面と不利にはたらく場面があって、優劣を競う類いのものではありませんから、どちらが優れている、ということではないのです。

つまり、男と女、どちらが優れている、という事実がないのですから、男が女より優れている、あるいは、女が男より優れている、このように考え（空想）、それを、真実、と確信して修正ができないのであれば、その思考は無意識領域にある睡眠時思考に変身しているわけで、すなわち、妄想におちいっていることになるのです。

ちなみに、現在、世間の風潮は、どんなこと（作業）でも、男女が二分して分担するのが平等、という流れになっていますが、適材適所、これが合理的な役割分担でしょうから、この風潮は、男性にとっても女性にとっても不幸な状態、といえるのかもしれません。

ある女性の俳句作家が、お年よりの俳句の会に指導にいったところ、女性の会員がお茶だしをしていて、こんな会合にも男女差別があるのか、と驚いたそうです。それを聞いて、逆に驚いたのは私です。そんな会で男性会員がお茶だしをしていたら違和感があるのではないでしょうか。お茶だしは、男性よりも女性が似合っているし、また、それが自然なので、差別意識があって女性がお茶だしをしているのではないのです。もし、その場に力仕事があれば、それが似合う男性会員が、するのが自然ですし、するに違いないのです。

男と女、同じようにできることとは平等にやればいいと思います。しかし、たとえば、花束を持つのは少年よりも少女のほうが似合うように、男が得意なことや男に似合っていること、女が得意なことや女に似合っていること、これは得意であったり似合っていたりするほうが担当するのが合理的であり、また、自然です。さらに、男にしかできないこと、女にしかできないこと、これはそれぞれがやるよりほかないのです。

## ㉞縁側に坐ってぼんやりしていることが多くなりました

かってはマグロ漁師をしていた、長男家族といっしょに暮らしているお年より（男性）です。十数年前に仕事を引退し、その後は連れ合いと二人、温泉旅行などを楽しんでいました。その連れ合いが数年前に旅立ち、以来、なにをするでもなく、毎日、孫を相手に過ごしていたのですが、このところ、その孫たちも大きくなり、相手をしてくれなくなりましたので、このお年よりは縁側に坐ってぼんやりしていることが多くなりました。

連れ合いに先立たれ、孫たちにも相手にされなくなったこのお年よりは、なすこともなく寂しいせいか、空想を楽しむようになったのです。空想には次元はあってもそれに秩序がありませんし、空想であるかぎりはどんな突拍子もないことがらを脳裏に描いても他に迷惑をかけませんから、お年よりの描く空想は、どんどんエスカレートし、浦島太郎の昔話を連想させる、若くてハンサムな自分が海のかなたにある王宮でもてなされているような場面にまで発展していきました。ここまでになると、お年よりの思考は、空想から白昼夢に移行した、と考えられます。

空想も白昼夢も覚醒時思考で、この二つに明確な違いはないのですが、まあ、空想にのめりこんだ状態、それが、白昼夢、と理解していいのかもしれません。空想を描いている状態ではもちろんですが、白昼夢にひたっている状態も、脳裏にある顕在思考は覚醒時思考だけで、そこには睡眠時思考がありません。したがって、空想をしている状態も白昼夢を描いている状態も、脳裏には覚醒時思考しかありませんから、脳裏に覚醒時思考と睡眠時思考が共在することで発症する妄想にはおちいっていないことになります。

回想もですが、空想も生活が充たされたものでなかったり、寂しさを感じたときに描きがちになります。その回想や空想が白昼夢にまで発展する、その多くは充実感のなさや寂寥感が深まったときで、それが妄想に移行するのは、それら（充実感のなさや寂寥感）がさらに増幅されたときです。ここでのお年よりも、今は、白昼夢を楽しんでいる状態にとどまっていますからいいのですが、より寂寥感が深まり、生きていることにむなしさを覚えるようになると、白昼夢から妄想に移行することがなくもありませんので、小さくてもいいですから目標を持ち、家庭内でのちょっとしたことでもいいですからなにか役割を担うことが必要かもしれません。

この例は、白昼夢にひたっているだけで、妄想におちいっているわけではありませんが、白昼夢と妄想の差は紙一重、あるいは、白昼夢は妄想におちいる前段階にあるのかもしれない、と考え、ここに例示しました。

### (2)　回想を源とする妄想

描いている空想から離脱するときも同じなのですが、たとえば、若かりし昔を思いだして懐かしんでいても（回想）、「そろそろ会社に出勤する支度でもはじめようか」、というような思考が脳裏にうかぶと、それまで脳裏にあった回想が活性を失い、それで描かれていた像が消えてしまうように、普通、描いている回想から離脱する際は、脳裏に数多ある潜在思考（脳裏には活性化していない潜在思考が数多あります）の一つが、活性化、覚醒時思考（顕在思考）に変身した時点で、回想を描いていた思考は、活性を失い、潜在思考となって脳裏に描かれていた像が消えてしまいます。一方、回想が妄想に移行するのは、脳裏に数多ある潜在思考の一つが、活性化、覚醒時思考（顕在思考）に変身しても、用済みになった思考の活性を低下させ、それを潜在思考に変身させる機能のはたらきが弱まることに主因があるのでしょうが、回想をしていた思考の不活性化が不充分にしかなされず、その思考が、潜在化せず、睡眠領域に移行、睡眠時思考（顕在思考）として残ったときです。回想をしていた思考が、潜在化せず、睡眠領域に移行して睡眠時思考（顕在思考）として残れば、脳裏にはすでに潜在思考の一つが活性化して変身した覚醒時思考があるのですから、脳裏に覚醒時思考と睡眠時思考が共在することになり、妄想におちいるのです。なお、潜在思考が覚醒時思考に変身することなく、空想もですが、回想が単独で睡眠領域に移行、睡眠時思考に変身しても妄想にはなりません。なぜなら、妄想におちいるためには目覚めていなければならないのですが、覚醒時思考が存在しない状態で空想や回想が、睡眠領域に移行、睡眠時思考に変身すれば、心のはたらきの強弱は空想や回想が変身した睡眠時思考の活性度に連動して眠ってしまうしかないからです。かりに、このようなことがある、とすると、空想や回想を脳裏に描いている途中で眠りにはいり、眠ってから目覚めていたときに描いていた空想や回想をそのまま夢にみることになるのですが、空想や回想と夢思考にはその表現に、次元の秩序が崩壊している、という共通項があるにしても、それは現実にはないようです。

だれでも昔を思いだして懐かしむことはあるのでしょうが、年をとると、将来に多くを望めませんし、暇な時間がたくさんあることもあって、回想することが多くなりますから、加齢によって、用済みになった思考の活性を低下させる機能が弱まることとも相俟って、回想を源とする妄想におちいることも多くなります。

もちろん、回想を源とするせん妄もあります。妄想とせん妄、この二つの違いは、たびたび述べているように、スタートが、妄想は目覚めていての空想や回想を脳裏に描いている状態からであり、せん妄は眠っていて夢をみている状態からである、これだけでしかなく、出来上がりが覚醒時思考と睡眠時思考が脳裏に共在している状態で同じですから、目覚めていての空想や回想からスタートしたのか、眠っていての夢見状態からスタートしたのかがわからなくて、妄想とせん妄、両者の区別ができにくい例があっても不思議ではないのです。したがって、昼間に居眠りをして夢をみることもあるでしょうし、夜なかに目覚めて空想や回想をすることもあるでしょうから、難しい場合も多いのですが、目覚め直後に発症した、と思われるものはせん妄、昼間、目覚めているときに発症した、と思われるものは妄想、おおまかではありますが、このように、発症したときの状況で区別するしかない例も少なくないのです。

### ①定年退職してから何年も経っているのに会社に出勤しようとして外に出ます

サラリーマン生活が長かったのですが、定年退職して間もなく十年になるお年より（男性）です。退職後の生活は、あまり規則正しいとはいえないのですが、連れ合いと二人、とくに支障なく過ごしていました。

連れ合いも、最近、このお年よりのもの忘れがはげしくなった、とは思っていたのですが、このところ、朝食をすませると、スーツに着替えて、出かけよう、とすることがたびたびになりました。連れ合いが、「どこにいくの」、と聞くと、「会社に決まっているではないか」、と当然のようにいいます。「すでに退職したのですし、会社も倒産してもうありませんよ」、といっても、聞きいれることなく出かけてしまいます。仕方がないので、一度、連れ合いがいっしょに以前会社のあったところにいきましたが、そこは更地になっていて会社の建物もありませんでした。それをみたお年よりは、ちょっと怪訝そうにはしていましたが、そのときはわかったようでおとなしく家に帰りました。しかし、その後もたびたびそのようなことがつづきますので、連れ合いは困っています。気をまぎらわそうと、出かけよう、とするときに、「出勤するにはまだ時間が早いですよ」とか、「お茶でも飲んでからにしては」、「今日は日曜日で会社はお休みですよ」などといってみると、それで思いとどまることもあるのですが、出かけてしまうこともあります。町内をひとまわりすると帰ってくるようですから、今はいいのですが、この後、迷子になったり徘徊になる可能性がなくもありませんので、連れ合いは、そろそろいっしょについて歩かなければならないか、と考えています。

このお年よりは、会社勤めをしていた昔を回想していて、そのときは潜在していた思考、そのなかの当人が選択した一つ（多くは、お散歩にいこうか、などという日常的な思考です）が活性化、覚醒時思考に変身して脳裏に像が描かれたにもかかわらず、その覚醒時思考といれかわって潜在化しなければならない回想が、潜在化せず、睡眠領域に移行、睡眠時思考になって残ってしまい、その結果、存在する領域の異なる二つの顕在思考、すなわち、脳裏に数多ある潜在思考の一つが、活性化し、変身した覚醒領域にある覚醒時思考と、不活性化が不充分なために、潜在化せず、睡眠領域に睡眠時思考として残った回想、これらが脳裏に共在、妄想におちいったのです。この例では、妄想が行為として実行され、確信度も高いようですから、妄想症状の軽重度は「中等度」くらいに該当します。タイプは、いったんは妄想から離脱しながらたびたび同じ症状の妄想におちいる、とすれば、同じ症状の短時間型妄想が繰りかえし発症していることになりますし、妄想の源になっている睡眠時思考が潜在化せず、眠りを経ても再発を繰りかえしている、とすれば、持続型妄想になりますので難しいのですが、どちらかというと、持続型である可能性が大きいように思われます。

対応は、連れ合いが、「お茶でも飲んでからにしては」など、お年よりの意識を別のことがらに向けよう、としたのは正解なのですが、妄想の源、回想は現状に不満があると描きやすくなりますし、それが妄想にまで発展するのは、よりその不満が大きい場合が多いのも事実ですから、お年よりの今ある生活環境を見なおしてみる必要もあります。もちろん、妄想の源になっているかっての回想は睡眠時思考に変身して無意識領域にあるのですから、説得によってそれを訂正させることはできませんので、できれば、小さくてもいいですから集中できる目標を持ってもらう、家庭内でなんらかの役割を担ってもらう、こんなことができれば、この例の妄想が、短時間型なら、回想する頻度が減り、つれて、妄想におちいる回数が減るかもしれませんし、持続型であったとしても、妄想の源になっている睡眠時思考の脳裏に占める比率が小さくなって、それ（睡眠時思考）が、眠りにはいるとき、潜在化する覚醒時思考につれられて、潜在化してくれるか、あるいは、次に目覚めるとき、潜在化する睡眠時思考につれられて、潜在化してくれるかもしれません。

なお、この例の妄想による言動は朝食後に発現していますので、夢を源とするせん妄である可能性も否定できず、妄想とせん妄、どちら、という確証はないのですが、目覚め直後にはそのような素振りがなく、言動の発現が、朝食後であるなど、目覚めてからいっとき時間を経ていることで、妄想、と判断したのです。

ちなみに、このお年よりが、以前会社のあったところにいってそこが更地になっているのをみたとき、怪訝そうな素振りになりましたが、それは、更地になっているのを正しく認識できたのは覚醒時思考で、覚醒時思考では会社がなくなっているのを理解できたのですが、妄想の源になっている睡眠時思考は、更地になっているのを正しくは認識することができず、したがって、会社がなくなっているのを理解できなかったからです。つまり、このお年よりの脳裏には、会社がなくなっているのを理解ができた覚醒時思考と、理解ができなかった睡眠時思考（夢思考）が脳裏に共在していたのですから、お年よりが怪訝そうになったのは当然なのです。夢（夢思考）は空想や回想が描かれている「非現実」の世界ですから、ほとんどの場合、夢思考が、現実が発信した情報を正しく認識し、それに、正しく、対応することは、できませんし、ありません。夢思考は、内部情報も外部情報も、情報を、まったく受けいれないわけではないのですが、たとえば、痒みを体の表面を虫が這っている、と誤認する、雷の音を大砲の音、と誤認する、足が布団からはみ出ただけなのに崖から落ちた、と誤認する、このように、間違って受けとってしまうのです。

妄想やせん妄におちいっているとき、発信された情報を正しく認識し、それに対応できるのは覚醒時思考だけです。したがって、妄想やせん妄におちいっている状態で新たな情報に接したときの脳裏には、その情報を正しく認識し、それに、正しく対応できる覚醒時思考と、それ（情報）を誤認してしまう妄想やせん妄の源になっている睡眠時思考（夢思考）が共在することになるのですから、新しい情報に接した当人が混乱するのは少しも不思議なことではないのです。

## ②すでに亡くなっている連れ合いの帰りが遅い、といって、心配します

連れ合いが亡くなって数年、家族と同居しているお年より（女性）です。このお年よりは、最近、言動にちぐはぐなところが多くなって、家族も、「おばあちゃん、そろそろ認知症がはじまったのかなあ」、と思っていました。そのお年よりが、ある日の夕方、とつぜん、「お父さん、

もう帰ってきてもいい時間なのに遅いねえ」、といいます。そばにいた家族の一人が、驚いて、「おじいちゃん、もうとっくに亡くなったじゃない」、といったのですが、お年よりは、そんなはずはない、というような顔をしていて、結局は夜の眠りにはいるまで連れ合いが帰ってこないのを心配していたようです。

このお年よりは、連れ合いが元気なころを思いだしていて（回想）、その回想が、現実と誤認されたもので、回想で描かれていた現実ではないことを、現実、と確信したのですから、妄想におちいっていることになります。妄想状態にあっても、脳裏に描かれる思考のすべてが睡眠時思考ではなく、一部は覚醒時思考ではあるのですが、今回の言動の源は睡眠時思考で、そこには、自身の有意識状態での意思がいれられないのですから、他から否定されても納得できないのは当然なのです。このような場合は、言動の源が睡眠時思考にあり、睡眠時思考は新しく発信された情報を正しく認識し理解することができないのですから、ひとまずお年よりのいっていることを容認し、はたらきかけは覚醒時思考にしなければなりません。たとえば、「今日のテレビはおばあちゃんの好きな番組があるからみてね」とか、「明日のお散歩はいっしょにいくね」など、おじいちゃんに関係のない話題に切りかえることでお年よりの覚醒時思考の脳裏に占める比率を大きくし、妄想の源になっている睡眠時思考の脳裏に占める比率が小さくなるように画策するのが正解になるのです。

なお、妄想やせん妄におちいったときの脳裏には覚醒時思考と睡眠時思考が共在しているのですが、この例では、「帰ってくるはずの夫が帰ってこない」、このように誤認した睡眠時思考の脳裏に占める比率が比較的大きいのではないか、と推測されますので、妄想症状の軽重度は「中等度」くらいになります。ただし、たぶん、このお年よりは夜の眠りを経た翌日には、妄想の源になっていた睡眠時思考が潜在化し、妄想から離脱していたでしょうから、妄想のタイプは短時間型です。

### ③夕方になると、落ちつきがなくなり、家に帰る、といいだします

息子夫婦とその子どもたちといっしょに暮らしている、ちょっと前までは家事仕事などを手伝ってくれていたお年より（女性）です。このお年より、息子夫婦は共稼ぎですし、子どもたちは学校にいきますので、今は、家族が留守になる昼間はほとんど一人で、なにをするでもなく、ぼんやりと過ごしています。そのお年よりが、このところ、夕方、家族が一人二人ともどってくると、「それでは私は自分の家に帰ります」、といって、外に出よう、とすることがたびたびになりました。しかも、家族のみんなが、「おばあちゃんの家はここでしょ」、といっても、このお年よりが聞きいれてくれることはなく、ときにはそのまま出かけて迷子になり、近所の顔見知りの人につれてきてもらうこともあります。

これは、「夕暮れ症候群」、といって、夕方、昼間はいなかった家族が帰ってきて、家のなかの雰囲気が変わることに理解がついていけず、思考が混乱することで起きる現象です。もの忘れが

すすんで、家の人の顔がわからなくなったりすれば、見知らぬ人が次々と目の前に現れることになりますので、この現象はさらにはげしくなります。

「それでは私は自分の家に帰ります」、このようにいうのは、自分が育った家とそこであった昔の出来事を思いだし（回想）、その思い出が、睡眠領域に移行、睡眠時思考に変身し、現実、と誤認されての言動、すなわち、妄想におちいっての言動ですから、説得に効果はありません。

この例では、妄想が言動として具現化されていて、睡眠時思考の脳裏に占める比率が大きい、と考えられますから、妄想症状の軽重度は「重度」になります。ただし、睡眠時思考の脳裏に占める比率がいかに大きくなっても、妄想による症状が表出されているかぎり、覚醒時思考の占める比率が〇％にはなりません。なぜなら、妄想は目覚めていることが発症の条件なのですが、目覚めと眠りを分ける心のはたらきの強弱が活性度の高いほうの思考の活性度に連動する、といっても、脳裏にある覚醒時思考が〇％になれば、心のはたらきの強弱は睡眠時思考の活性度に連動するよりほかなく、眠ってしまうからです。

タイプは、先の「Ⅱ１⑵①定年退職してから何年も経っているのに会社に出勤しようとして外に出ます」もそうでしたが、このような例での妄想は、持続型なのか、短時間型なのかの判断は難しいところがあります。なぜなら、たびたび夕暮れ症候群を発症する場合、毎回、同じような場面が再現することも、また、同じような回想をすることもあり得ますから、いったん妄想から離脱し、新たに同じような症状を呈する妄想におちいることがあっても、あながち、不思議、とはいえず、とすれば、短時間型妄想になりますし、一方、妄想の源になっている睡眠時思考が消長はありながらも消えずに脳裏にとどまっていて、眠りを経ても再発を繰りかえし、夕方、家人が帰ってくる時間になるとその睡眠時思考の脳裏に占める比率が大きくなって妄想症状が表出する、こんな可能性もなくはなく、とすれば、持続型妄想になるからです。

対応は、夕暮れ症候群発症の主因が、夕方、家のなかの雰囲気が変わるのに理解がついていけず、思考が混乱し、その混乱からの逃避を目指して若かりし昔を回想し、それが睡眠時思考に移行して妄想におちいることにあるのですから、思考が混乱しないよう、夕方になってもお年よりを囲む環境が大きく変わらないようにしなければなりません。共稼ぎですから難しいかもしれませんが、夕方は、お年よりを一人にしないように、日ごろ介護の主体になっている人が、そばにいるようにするとか、家事をしながらでも常に話しかけるようにして、お年よりに安心感を持たせることが大切なのです。

### ④自分は、いくつも悪いことをしてきたから、世間から罪を追及されるに違いない、といって、連れ合いを困らせます

もともと小心な性格のお年より（男性）です。そのお年よりが、最近、昔の出来事を思いだしては、「自分は、取り返しのつかないたいへんなことをいくつもしてしまった。それらは許されることではないから、世間から罪を追及されるに違いない」、このようにいって、暗い顔をして

いることが多くなりました。連れ合いがその出来事について聞いてみると、それは、「税の申告で額は小さいが故意の申告もれがあった」、「電車にキセル乗車（乗降駅付近だけの乗車券を購入、途中区間の運賃をはらわない不正行為）をしてしまった」、「道で拾ったお金を交番にとどけなかった」、などで、たしかに、昔のことですから、取り返すことができない、といえばそのとおりなのですが、今さら思いだして悩むほどのことではないのです。それで、連れ合いが、「そんなこと、世間様は知らないし、たいしたことではないので、今になって後悔するようなことではありませんよ」、といって、なだめるのですが、納得してくれません。しかも、夜の眠りでこの思考から解放されるか、と思うと、そうではなく、目覚めると、また、同じように悩んでいるのです。

これは、過去の行為が法律に違反していたり、自分の考えが社会通念から逸脱していたこと、それらを思いだし（回想）、それが些細な出来事であっても、自分が許しがたい罪人である、と誇大に解釈、しかも、その回想（覚醒時思考）が、睡眠領域に移行、睡眠時思考に変身して、間違いない、と確信されることで発症する「罪業妄想」です。この類いの妄想は、双極性気分障害のうつ状態にあるときに発症することが多いこともあり、発症の因が些細な出来事であっても、稀には、贖罪を目的として自傷行為におよぶことさえもあるのです。

妄想におちいっていても、脳裏に共在している覚醒時思考と睡眠時思考、その覚醒時思考が大きくある間は、自身の気持ちが、それら過去の出来事は些細なことだから気にしなくていい、という方向に傾くのですが、それが、妄想の源、睡眠時思考の修正に資することはありませんので、脳裏に占める睡眠時思考の比率が大きくなると、過去の些細な出来事が重大事に変身して悩むことになるのです。この例の場合、日中目覚めている間は症状が表面に出ていて、脳裏に占める睡眠時思考の比率が大きくなっているようですし、眠りを経ても再発を繰りかえしている持続型妄想ですから、症状の軽重度は「重度」、と考えていいのかもしれません。

罪業感、その源が睡眠時思考にあり、無意識領域にある睡眠時思考には有識領域にある覚醒時思考での意思がいれられないのですから、説得に効がないのは当然で、対応は、妄想状態にある場合のいずれにも当てはまるのですが、お年よりに共感的態度を示しながら、お年よりの意識が他に向かうように仕向けて妄想からの離脱を待つ、これしかないのです。

ちなみに、お年よりの意識が罪の意識から他に向かい、そこ（罪の意識）からはなれれば、罪の意識からはなれたその意識は覚醒時思考で、覚醒時思考の脳裏に占める比率が大きくなるのですから、当然、それに相応して妄想の源になっている睡眠時思考の脳裏に占める比率が小さくなり、妄想症状の表出は少なくなります。

## 2 せん妄

妄想は、そのほとんどは源が空想ないし回想にあり、それらは覚醒時思考ですから、目覚めている状態で発症することが多いのですが、せん妄は、その源が夢ですから、妄想とは逆に、眠っている状態からスタートします。

眠りから目覚めて、普通に睡眠時思考（夢思考）から離脱する場合は、睡眠時思考の活性が高まり、それが覚醒領域にはいると、眠っているときには活性化していなかった多くの潜在思考、そのなかの一つが活性化し、たとえば、「もう時間だから起きなくては」、という覚醒時思考が脳裏に描かれると、それまでの睡眠時思考は、活性を失い、潜在思考、となって、描かれていた像が消えてしまい、目覚めてからの脳裏にあるのは覚醒時思考だけになります。一方、せん妄におちいる場合は、眠りから目覚めて、潜在思考の一つが、活性化、覚醒時思考に変身したにもかかわらず、活性を失って潜在化しなければならない睡眠時思考が、活性を失わず、睡眠領域にそのまま残り、その結果、目覚めてからの脳裏に、潜在思考の一つが活性化して変身した覚醒時思考と、潜在化せずにそのまま残った睡眠時思考が共在し、せん妄におちいることになるのです。実際、せん妄におちいっている人の脳波には、正常ではほとんど睡眠時にしかみられない「徐波《じょは》」が現れることが多いのですが、それは目覚めてからの脳裏に睡眠時思考が残っているからです、そして、せん妄におちいった人は、目覚めたのですから、覚醒時思考を、覚醒時思考、と認識するのはもちろんですが、脳裏に残った睡眠時思考、これも、覚醒時思考、として認識し、しかも、そこ（睡眠時思考）での次元の秩序が崩壊している表現を、現実ないし真実、と認識してしまうのです。つまり、妄想におちいった人にもですが、せん妄におちいった人にも、脳裏に共存している覚醒時思考と睡眠時思考との区別がつきませんから、覚醒時思考と睡眠時思考、両者ともに、覚醒時思考、と認識されるのです。

このように、せん妄は源が夢ですから、空想ないし回想を源とする妄想が昼間に発症することが多いのに対し、せん妄は夜間ないし早朝に発症することが多くなります。たとえば、お年よりが、すでに成人した自分の子どもがまだ赤ちゃんであったりするような、自分の若かりしころの出来事をあたかも現実のように話すことがありますが、かりに、これが目覚め直後に発現したのであれば、それは、夢にみていた昔の出来事、それが、目覚めて、脳裏に数多ある潜在思考、そのなかの一つが、活性化、覚醒時思考に変身したにもかかわらず、睡眠時思考としてそのまま脳裏に残っていて、そこで描かれていたことがらを、現実、と誤認しているせん妄である可能性が大きく、かりに、これが、日中、目覚めている状態で発現したのであれば、それは、若かりし昔を回想していて、その回想が、脳裏に数多ある潜在思考、そのなかの一つが活性化、覚醒時思考に変身したにもかかわらず、潜在化せずに、睡眠領域に移行、睡眠時思考として残った、すなわち、妄想である可能性が大きいのです。ただし、「Ⅰ5　妄想とせん妄の違いは、出発点が違う、これだけです」で述べたように、もちろん、お昼寝でも夢はみますから、せん妄が昼間に発症してもなんら不思議はありませんし、また、昼間発症した妄想が、それから離脱できずに、夜まで持続することが稀ならずあるように、朝、目覚め直後に発症したせん妄も、それから離脱できずに、日中にまで持続することは普通にあります。

発症の源が、妄想は覚醒時思考である空想ないし回想にあり、せん妄は睡眠時思考である夢(夢思考)にある、このような違いはありますが、たびたび述べているように、出来上がりは、妄想もせん妄も覚醒時思考と睡眠時思考が脳裏に共在し、それらでの像が同時に描かれている状態で同じですから、出来上がった状態からだけでは妄想とせん妄を区別するのが難しい例も少なからずあります。先の例(お年よりが、すでに成人した自分の子どもがまだ赤ちゃんであったりするような、自分の若かりしころの出来事をあたかも現実のように話した例)のように、同じ言動でも、どのような時間帯に発現したのか、それによって妄想とせん妄を区別するしかない、そんな例も稀ではないのです。

もちろん、せん妄状態にあっても、思考のすべてが睡眠時思考ではなく、脳裏には、眠っていたときには顕在化せずに潜んでいた多くの潜在思考、そのなかの一つが活性化して変身した正常な覚醒時思考も存在しますから、一部、会話は成立しますし、呼びかけにも、結構、正しく反応できます。この成立している会話の部分や正しく反応できている部分は正常な覚醒時思考によるものです。

妄想と同じく、せん妄も、脳裏に、覚醒時思考と睡眠時思考が共在し、それらによる像が同時に描かれているのですが、その睡眠時思考部分は、他からの説得によってはもちろん、自らの覚醒時思考での意思によっても修正することはできません。睡眠時思考は無意識領域での現象ですから、そこには有意識領域にある覚醒時思考での意思はいれられないのです。ですから、せん妄状態にあるときも説得によってそこから離脱させることはできないので、妄想からの離脱がそうであったように、せん妄からの離脱も、眠りによって離脱する場合を除けば、意識を覚醒時思考の脳裏に占める比率が大きくなるように誘導することで、いくらかは離脱を早めることができるかもしれませんが、基本的には、自然の経過で睡眠時思考部分の活性が低下し、それが潜在思考に変身してくれるのを待つしかないのです。ただし、妄想もせん妄も生活環境がわるいと発症しやすくなるのは同じですので、それらから離脱させるには、居心地のよい環境をつくってあげることが大切なのはもちろんです。

ちなみに、自然の経過でせん妄から離脱してくれればいちばんいいのですが、せん妄から離脱しなくても、共在している覚醒時思考の脳裏に占める比率が大きくなれば、それに相応してせん妄の源になっている睡眠時思考の脳裏に占める比率が小さくなって、せん妄の症状が表出されなくなることは稀ならずあります。

なお、妄想におちいったときもですが、とくに、せん妄におちいったときは、その因が身体の不調に由来していることが少なからずありますので、睡眠や食事はいつもと変わりがないか、風邪などひいていないか、などをたしかめてみる必要があります。

ここではせん妄におちいった症例（架空の症例です）を紹介するのですが、妄想の場合と同じように、おおまかには、夢（夢思考）を源とするせん妄も、その夢の多くが空想が描かれているか回想が描かれているかのどちらかですので、空想の夢を源とする例と回想の夢を源とする例とに分けて例示することにします。

### (1) 空想の夢を源とするせん妄

空想の世界は次元は四次元であってもその秩序が崩壊しているのですが、それは夢の世界でも同じですから、空想のできることがらは、すべて、夢にみることが可能です。たとえば、空想では、海を隔てた外国へはもちろん、月に歩いていくこともできますし、成人した子どもが赤ちゃんの姿で出てくることもありますが、同じような現象は夢でもみられるのです。つまり、夢主が、回想のできる現象もですが、空想のできる現象は、すべて夢でもみることができ、しかも、それが現実や真実として表現されるので、せん妄におちいった人の言動がいかに奇異なものであっても、それが夢主の空想可能範囲内にあるのであれば、不思議はないのです。

#### ①神さまの声が聞こえた、といいます

神信心に熱心ではありますが、日ごろは、奇行などなく、普通に暮らしているお年より（女

性）です。そのお年よりが、ある日の朝、目覚めるとすぐに、「神さまが、山に清水が流れ出ているところがあり、それを飲めば私の腰痛が治る、と告げているから、その水を汲みにいってくる」、といって、山にいこう、とします。いっしょに暮らしている三男の連れ合いが、「近くの山で清水が出ているところがある、という話は聞いたことがないから、そんなことはないんじゃないの」、といったのですが、お年よりは納得しませんでした。仕方がないので二人いっしょに山にいきましたが、もちろん、清水の出ている場所はありませんでした。三男の連れ合いが、「清水が出ている、そんな場所はないでしょ」、といってつれて帰りましたが、お年よりは、納得せず、夜の眠りにはいるまで、「清水の出ている場所があるはずだ」、といっていました。

これは、腰痛に悩まされているお年よりが、神さまのお告げによってそれが治る場面を夢にみていて、目覚めて、脳裏に数多ある潜在思考の一つが、活性化、覚醒時思考に変身して脳裏に像が描かれてからも、神さまのお告げが出てくる夢（夢思考）が潜在化せずにそのまま残ったことによって発現した現象、すなわち、覚醒時思考と睡眠時思考が脳裏に共在するせん妄におちいって、夢に現れたことを、真実（現実）、と確信したものです。このお年よりは、夜の眠りにはいるまで、「清水の出ている場所があるはずだ」、といっていましたが、それは、実際に清水が出ているところがないのをみても、その現状を、正しく認識し理解できるのは覚醒時思考だけで、せん妄の源になっている睡眠時思考は正しくは認識も理解もできませんから、脳裏に占める睡眠時思考の比率が小さくなるか、眠りにはいる、あるいは、睡眠時思考が潜在化しないかぎり、当然、あり得る現象なのです。

この例のせん妄症状の軽重度は、夢思考が、実際に行動として表現されていて確信度が高く、脳裏の大きな部分を占めているようですから、「重度」、と考えられますが、しかし、一晩眠って翌朝にせん妄から離脱していた、とすれば、短時間型せん妄になります。

対応は、現実に腰痛があり、それの治癒を願っていることでこのような夢をみ、その夢が源になってせん妄におちいったのでしょうから、痛みがやわらぐよう、できるかぎりの腰痛対策をしてあげるのがいちばんですが、この例でのせん妄は短時間型で、眠りによってそこから離脱しているようですので、今回にかぎっては、せん妄そのものへの対応はとりあえず不要か、と思われます。

## ②ヨルダンに土地を買ったのだが、といいます

最近、身体の平衡を司る小脳や三半規管（内耳にあります）に障害が生じたのか、歩きがふらつくようになって、杖歩行になっているお年より（男性）です。ある日、夜なかに目を覚ましたそのお年よりが、「マンションを建てようか、と思い、ヨルダン（アラビア半島北西部の王国）に土地を買ったのだが、紛争がはげしくなってそこにはとてもいけそうにない。契約が解除できるか不動産会社に電話してみよう、と思うが、解除できなければ困ったことになる」、といって暗い顔をしています。それを聞いた連れ合いは、「満足に歩くこともできない人が不動産会社

にいけるはずはないし、ヨルダンの土地の話など聞いたこともないから、夢でもみたのだろう」、と知らん顔をしていました。しばらくしてそのお年よりは、ふたたび眠ったらしく静かになり、翌朝、目覚めたときには、ヨルダンの話の源になっていた睡眠時思考（夢思考）も潜在思考に変身したようで、なにごともなかったように起きてきました。

このお年より、中途覚醒時には、目覚めたにもかかわらず、眠っていたときの睡眠時思考（夢）が潜在化せず、潜在思考の一つが活性化して変身した覚醒時思考と、ヨルダンに土地を買ったことを描いていた睡眠時思考とが脳裏に共在し、せん妄におちいっていたのでしょうが、覚醒時思考の活性が低下して次の眠りにはいり、翌朝、目覚めたときは、せん妄の源になっていた睡眠時思考が潜在化し、再発しなかったのです。今回の出来事は、子どもが夜なかにねぼけるのと同じ現象で（Ⅰ10にある、「注6　ねぼけ」を参照してください）、年をとれば、その頻度が増すのは仕方がなく、だれにでもあり得ることでしょうし、また、脳裏に覚醒時思考と共在していた睡眠時思考の大きさはともかく、すぐに次の眠りにはいり、しかも、眠ることでせん妄から離脱、再発もしていませんから、深刻に考える必要はなさそうです。もちろん、せん妄のタイプは短時間型ですし、症状の軽重度も、全経過を通してみれば、「軽度」でしかありません。

それにしても、中東のヨルダンに土地を買ってマンションを建てる、こんなことを夢にみることがあるのか、といぶかしく思うかもしれませんが、地獄や極楽でさえも空想できるのですし、空想ができれば夢にみることもできるのですから、ヨルダンに土地を買う夢をみても、あながち不思議ではないのです。

**③夜なかに目覚めて、友だちの弟が死んだから葬式にいく、といって、支度をはじめました**

連れ合いと二人暮らしですが、普段はちょっともの忘れがはげしくなった程度で変わった素振りのないお年より（男性）です。そのお年よりが、ある日の夜なか、とつぜん起きだして、「友だちの弟が死んだから葬式にいく」、といって支度をはじめました。その友だちというのは、近所に住む中学時代の同級生で、お年よりとは長い付き合いであり、また、お年よりはその弟とも子ども時代いっしょに遊んだ間柄で、これら二人と親しいのは間違いないのです。しかし、連れ合いは、それにしても、その弟の具合がわるいなどの話は聞いていなかったし、夜なかでもあるので、「おかしい」、と思い、お年よりにたしかめてみました。しかし、お年よりは、「死んだ、という知らせがあったのだから間違いない」、としかいわず、引き止めよう、としても応じないで出かけそうになります。仕方がないので、連れ合いは、大急ぎで支度をしてついていくことにしましたが、結局、そのお年よりは、出かけることなく、いつの間にか、そのことを忘れてしまったようで、ベッドにもどって眠ってしまいました。

このお年よりは、友だちの弟が死んだ夢をみていて、目覚めて、脳裏に数多ある潜在思考の一つが、活性化、覚醒時思考に変身してからも、その夢思考が潜在化せずに顕在思考のまま睡眠領域に残った、すなわち、脳裏に覚醒時思考と睡眠時思考が共在することで発症するせん妄におちいったのです。この例も、目を覚まして騒いでいるときのせん妄症状の軽重度は、脳裏に占める睡眠時思考の比率が大きく、「重度」になりますが、しかし、せん妄の源になっていた睡眠時思考が、活性を失ったか、活性をたもったままかはともかく、早々に覚醒時思考の活性が低下して次の眠りにはいり、次に目覚めたときは、再発することなく、せん妄から離脱していますので、せん妄のタイプは短時間型、全経過を勘案しての軽重度は「軽度〜中等度」、と思われます。

せん妄は、せん妄の源になっている睡眠時思考が活性を失ってくれればそこから離脱するのですが、ふたたび眠りにはいってくれるだけでも、眠っていての脳裏には睡眠時思考しか存在しないのですから（心のはたらきの強弱は、脳裏に複数の思考が存在したとき、活性が高いほうの思考の活性度に連動するので、覚醒時思考と睡眠時思考が共在すれば活性の高い覚醒時思考の活性度に連動して目覚めていなければなりません）、かりに、せん妄の源になっている睡眠時思考が脳裏に潜んでいた、としても、もちろん、せん妄からは離脱しているので、言動としては表出されません。しかも、この例もそうなのかもしれませんが、せん妄の多くは、せん妄の源になっている睡眠時思考が、眠りにはいるとき、正常な覚醒時思考が潜在化するのにつれられて潜在化するか、次に目覚めるとき、正常な睡眠時思考が潜在化するのにつれられて潜在化しますから、眠りから覚めても再発することがなく、そのままそれから離脱します。したがって、せん妄の源になっている睡眠時思考が活性を失わなずにせん妄症状がつづいているときは、できるだけ早く次の眠りにはいってくれるのがいちばんいいのですが、それが実現しない場合は、説得に効がないこともあって、対応が難しくなります。まあ、お茶でも飲んでから出かけたら、などといって覚醒時思考にはたらきかけ、脳裏に占める、覚醒時思考の比率が大きく、せん妄の源になっている睡眠時思考の比率が小さくなるように誘いながら、眠りにはいりやすい暖かい飲み物を提供する、こんな対応しかないのかもしれません。実際に出かけるようであれば、徘徊につながる可能性がありますので、それなりの対応が必要になります。

## ④朝、目覚めて、宴会でご馳走を食べ残してきたから食べてこなくちゃぁ、といって、ごそごそしています

このところ、もの忘れがはげしくなり、家人も、ちょっと注意して見守らなくては、と考えているお年より（男性）です。そのお年よりが、ある日の朝、早く起きだして、「昨日の宴会でご馳走を食べ残してきたから食べてこなくちゃぁ」、といって、ごそごそしています。連れ合いが、「昨日、宴会なんかなかったでしょ」、といっても、そのお年よりは、「そんなはずはない」、といって納得しません。仕方がないので、連れ合いが、意識をほかに向けようと、「まだ時間が早いからお茶でも飲んでからにしたら」、といっても、お年よりは、「そんなことをしていたらだれかに食べられてしまう」、といって、出かけよう、とします。連れ合いは、困ってしまい、いっしょにいくわけにもいきませんので、かかわらないことにし、「勝手にしなさい」、といって、知らん顔をしていました。しかし、それで出かけてしまうと、徘徊などになって、問題が起きたの

かもしれませんが、幸い、いつの間にか、目覚めてからも脳裏に残ってせん妄の源になっていた睡眠時思考の活性が低下し、潜在思考に変身、せん妄から離脱したようで、お年よりは、出かけることなく、いつもの状態にもどってくれました。

お年よりは、宴会の夢をみていて、目覚めて、眠っていたときには脳裏に潜んでいた潜在思考の一つが、活性化し、覚醒時思考に変身したにもかかわらず、その夢思考が潜在化しなかった、すなわち、脳裏に覚醒時思考と睡眠時思考が共在してせん妄におちいったのです。しかし、出かけることもなく、あまり間をおかずしていつもの状態にもどっていますから、せん妄の症状が前面に出ていたときの症状の軽重度は「重度」であったのかもしれませんが、全経過でならしてみれば、「軽度〜中等度」くらいなのではないか、と考えられます。もちろん、この場合のせん妄のタイプは、早々にせん妄状態から離脱していますから、短時間型です。

この例も、お年よりが出かけてしまえば、宴会場など存在しないはずですから、あてどもなく歩くことになり、結果は徘徊になりかねません。このような出来事が、稀に、であればいっしょについていくことも可能でしょうが、ひんぱんであればそうもいかないでしょうから、対応には苦慮することになります。まあ、意識がほかに向かえば、覚醒時思考の脳裏に占める比率が大きくなるぶん、せん妄の源になっている睡眠時思考の脳裏に占める比率が小さくなり、言動として表出されにくくなるでしょうから、この例での連れ合いがこころみたように、「お茶を飲んでからにしたら」、「出かける前に髭《ひげ》でも剃ったら」、こんなことをいってみるのも、たしかに、一法かもしれません。しかし、お年よりをどんな手段で意識をほかに向けさせるかは、せん妄におちいったお年よりの性格にもよりますから、だれにでも当てはまるというものはなく、個別に考えなければなりません。

### ⑤夜なか、大きなカップのなかにオシッコをしています

とくに支障なく暮らしているお年より（男性）です。ある日の夜なか、連れ合いがなにやらごそごそと音がするので目覚めたら、そのお年よりが机の上にあった、「飲んだら後始末をせよ」、と書いてある大きなカップを手に持ってそのなかにオシッコをしています。連れ合いが、おやおや、と思っていたら、カップがいっぱいになったらしく、お年よりは、ベランダに出て中身を外に捨て、ふたたびオシッコをそのなかにし、終わったらベッドにもどって眠ってしまいました。翌朝、聞いてみると、そのお年よりは、それがまったく記憶にないようで、「そんなことは知らない」、といいます。このお年より、夜なかに目覚めてオシッコをしていたときは、夢思考が潜在化せず、覚醒時思考と睡眠時思考が脳裏に共在してせん妄におちいっていたのでしょうが、オシッコをし終わると、間をおかずして、覚醒時思考の活性が低下、眠りにはいり、しかも、眠りにはいるときか、次に目覚めるときに、正常な覚醒時思考ないし正常な睡眠時思考が潜在化するのといっしょに、せん妄の源になっていた睡眠時思考も潜在化したもの、と考えられます。

このお年よりが、夜なか、カップにオシッコをしたのは、たぶん、『オシッコをしたくなった

にもかかわらず、トイレのない場所にいて、机の上にある、「飲んだら後始末をせよ」、と書いてある大きなカップのなかにするしかない状況にある自分を夢にみたか』、あるいは、『普段、カップに書いてある、「飲んだら後始末をせよ」、このなかの「後始末をせよ」、この部分からオシッコを連想していて、それでオシッコをカップにするしかない夢をみたか』、このどちらかで、しかも、目覚めてからもその夢から離脱できなかったからではないか、と推測されます。

このお年よりは、翌朝にはせん妄から離脱し、その後、せん妄におちいることもなく、平穏に過ごしていますので、症状の軽重度は、全経過でならしてみれば、「軽度～中等度」、ですし、早々に次の眠りにはいり、目覚めてからも再発していませんから、タイプも短時間型です。

まあ、今回の出来事はとくに大きな被害があったわけではありませんし、その後はなにも起きていませんから、とくべつな対応は必要ない、と思われます。ただ、年をとると妄想やせん妄におちいりやすくなりますが、認知症になるとそれが加速されますし、体調も関与しますから、そのあたりのチェックは必要かもしれません。

ちなみに、妄想やせん妄におちいっているときの睡眠時思考に由来する言動は、夢と同じく、当人の脳裏に、記憶、として残らないのが普通です。それは、妄想時やせん妄時の心のはたらきの強弱は、私たちが夢をみているときと違って（私たちが夢をみているときの心のはたらきの強弱は睡眠時思考の活性度に連動している）、睡眠時思考と共在している活性度の高い覚醒時思考の活性度に連動していますから、かならずしも、夢をみているときのように記憶機能が弱まっているとはかぎりませんが、妄想やせん妄の源が活性の低い睡眠時思考（夢思考）で、脳裏に描かれる像がぼやけているなど、一部、夢が忘れられやすいのと共通するところがあるのではないか、と想像されます。

### ⑥だれかが家に忍びこんできた、といって、木刀を探しています

知っているはずの俳優や歌手の名前が思いだせない、このような症状が目だつようにはなりましたが、普段は、小さなお店を経営していて、普通に過ごしているお年より（男性）です。そのお年よりが、ある日の夜なか、目を覚ましてごそごそしています。連れ合いが、「夜なかになにをしているの」、と聞くと、そのお年よりは、「今、だれかが家に忍びこんできた。そいつを追いはらうために木刀を探しているのだ」、といいます。連れ合いは、おやおや、と思いながらも、起きてみてまわりましたが、家のなかに、だれかが忍びこんだ、そのような気配はありません。それで、「だれも忍びこんでなんかいませんよ」、といったのですが、お年よりが聞きいれてくれませんので、連れ合いは、まあ、そのうちおさまるだろう、と考えて放置しておきました。たしかに、お年よりは、覚醒時思考の活性が低下したらしく、いつの間にかベッドにもどってふたたび眠りにはいったようで、翌朝にはなにごともなかったように起きてきました。「I1 妄想もせん妄も、目覚めていながら、覚醒時思考と睡眠時思考が脳裏に共在することで発症します」で述べたように、覚醒時思考の活性が一定のレベル以下に低下すると、その活性度に連動している心

のはたらきが弱まって眠りにはいるのです。

このお年よりは、だれかが忍びこんだ夢をみている途中、目覚めて、眠っているときには潜在していた思考の一つが、活性化、覚醒時思考に変身したにもかかわらず、その夢（夢思考）が不活性化せずに顕在思考のまま残り、脳裏に、覚醒時思考と睡眠時思考（夢思考）が共在し、それらでの像が同時に描かれるせん妄におちいったのです。行為が無意識領域での睡眠時思考に由来するもので、無意識領域と有意識領域の間には意思をつなげる伝導路がありませんから、無意識領域にある睡眠時思考は、当人自身の有意識領域にある覚醒時思考での意思では修正できず、もちろん、他からの説得にも効がありませんので、このお年よりが連れ合いの話を聞きいれなかったのは当然なのです。

この例の、せん妄症状の軽重度は、睡眠時思考が行動として表出されていますから「中等度」くらい、タイプは、早々に眠りにはいり、次の目覚めで再発していませんので短時間型です。

眠れば、かりに、せん妄の源になっている睡眠時思考が脳裏に潜んでいた、としても、言動としては表出されませんし、せん妄の多くは眠りによってそれから離脱しますので、この例のように、間をおかずして、ふたたび眠ってくれれば、短時間型のせん妄で終わる可能性が大きくなりますからいちばんいいのですが、そうでない場合は、説得に効がないのですから、対応に苦慮することになります。まあ、眠りにはいればせん妄から離脱できるのですから、眠りにはいりやすい温かい飲み物でも飲んでもらって眠りに誘うか、あるいは、別の話題に切りかえるかして、それを正しく認識できる覚醒時思考の脳裏に占める比率が大きくなり、つれて、せん妄の源になっている睡眠時思考の脳裏に占める比率が小さくなって、睡眠時思考が言動として表出されなくなることを期待する、できることはこれくらいしかないのです。

### ⑦飛行機が海に落ちた、といって、騒いでいます

短期記憶（数時間から一年以内の記憶）はもちろん、即時記憶（数秒から数分、長くても一時間以内の記憶）もあやうくなっている、認知症初期のお年より（男性）です。そのお年よりが、いつもよりもちょっと早く起きだしてきて、「飛行機が海か湖に落ちて、窓からゴムボートをだし、それに乗って助かった人もいるが、死んでしまった人もいる」、といっています。連れ合いは、それまで眠っていてテレビもみていないしラジオを聞いてもいないそのお年よりにそんなことがわかるはずはない、とは思いながらも、念のためにテレビのスイッチをいれてみました。しかし、もちろん、そんな事故のことは話題にもなっていませんでした。連れ合いが、「みてごらん、テレビでもそんなことをいってはいませんよ」、といったら、そのお年よりはテレビに目を向けたのですが、それでも怪訝な顔をしています。しかし、お年よりがそれにこだわっていたのはほんの短い時間で、朝食を食べるころにはそのことはすっかり忘れてしまったようです。

このお年よりは、飛行機が落ちた夢をみている途中、目覚めて、たとえば、「トイレにでもいこうか」など、それまで潜在していた潜在思考が、活性化、覚醒時思考に変身して脳裏に像が描

かれたにもかかわらず、その夢思考の活性が低下せず、それが潜在化しないで夢思考のまま残ったもので、もちろん、脳裏に覚醒時思考と睡眠時思考が共在しているせん妄におちいったのです。せん妄の源、睡眠時思考は自らの覚醒時思考での意思でも修正できないのですから、このお年よりが説得に応じなかったのは当然です。怪訝な顔になったのは、テレビに映しだされている内容を正しく理解できたのは覚醒時思考だけで、せん妄の源になっている睡眠時思考は、「非現実」の世界にあって、テレビが発信している情報（現実）を正しくは受けいれることができませんので、お年よりの脳裏に、テレビに映しだされている内容を、正しく認識し、理解ができた覚醒時思考と、それを、どのように間違うかはともかく、間違ってしか認識できなかった睡眠時思考が共在したからです。

この例では、とくに行動をともなうわけではなく、せん妄状態がつづいたとしても大きな支障はないでしょうから、慌てずに、朝食を早めにするなど、お年よりの気持ちを他に向けるようにして、正常な覚醒時思考の脳裏に占める比率が大きくなり、せん妄の源になっている睡眠時思考の脳裏に占める比率が小さくなってせん妄症状が表出されなくなるか、あるいは、睡眠時思考が、不活性化、潜在思考に変身してくれるのを待てばいいように思われます。ただし、せん妄におちいるのは、発熱など、体調不良が因である場合もありますから、それのチェックは必要です。

お年よりが一度せん妄におちいると、妄想におちいったときと同じく、その後、たびたび同じことが起きるのではないか、と心配になりますが、しかし、たしかに、年をとると、用済みになった思考を、不活性化し、潜在思考に変身させる機能が低下しますから、たびたび似たようなことが起きることがないとはいえないにしても、かならずしもそうばかりではなく、一回だけの偶発的な出来事であることも少なくないので、過度に危惧する必要はない、と思われます。

なお、このお年よりがおちいったせん妄症状の軽重度は、「飛行機が海か湖に落ちて、……」、といっていたときは、睡眠時思考が脳裏に占めていた比率もそれなりに大きかったのでしょうが、全経過を平均すれば、こだわりも弱いようですし、継続時間も短い短時間型せん妄ですから、「軽度」でよさそうです。

### ⑧知人が刑務所にいれられたから見舞いにいかなければならない、といっています

もの忘れ以外、とくに認知症の症状もないお年より（男性）です。いつもどおりベッドにはいったのですが、しばらくすると目を覚まして、「カニの卸商をしている友人が椅子かなにかを盗んで刑務所にいれられた。私はすでにたくさんカニを食べたからラッキーだったが、カニの卸商がいなくなったのでカニが市場に出まわらなくなったそうだ。それにしても、友だちが刑務所にいれられたのだから見舞いにいかなくては」、といっています。連れ合いは、夜なかなのに変なことをいっている、夢でもみたのだろう、と考え、お年よりの意識がほかに向かうよう、「まあ、ゆっくりお茶でも飲んでから出かけたら」、とお茶をすすめました。すると、お年よりは、お茶を飲みはじめましたが、その間に覚醒時思考の活性が低下したようで、ふたたびベッドには

いって眠ってしまい、翌朝、その話をしても、そんなことがあったのを忘れたらしく、怪訝な顔をしていました。

この出来事は、もちろん、目覚めて、それがどんな思考であるかはともかく、潜在思考の一つが活性化、覚醒時思考に変身したにもかかわらず、夢思考（睡眠時思考）が不活性化せず、脳裏に、覚醒時思考と睡眠時思考が共在し、それらでの像が同時に描かれるせん妄におちいってのものです。この例も、「見舞いにいかなくては」、といっていたときは脳裏に占める睡眠時思考の比率は大きかったのでしょうが、実際に出かけることがありませんでしたし、タイプも、間もなく眠りにはいり、次の目覚めでも再発しなかった短時間型ですから、症状の軽重度は「軽度～中等度」くらい、と考えられます。せん妄ですから、説得に効がありませんので、ここでの連れ合いが、「お茶でも飲んで……」、といったのは正しい対応、と思われます。お茶を飲んでいる間に、せん妄の源になっていた睡眠時思考が潜在化したかしなかったかはともかく、覚醒時思考の活性が低下して眠りにはいってくれ、しかも、睡眠時思考が潜在化しないまま眠りにはいった、としても、その睡眠時思考が、眠りにはいるときに覚醒時思考が潜在化するのにつれられて潜在化したか、目覚める際に睡眠時思考が潜在化するのにつれられて潜在化したかのどちらかで、次の目覚めではせん妄が再発しなかったのです。

この事例では出かけることなく眠ってくれたから無事に終わったのですが、かりに、出かけてしまうと、目指す行き先がないのですから、徘徊になる可能性が大きく、危険をともないますので、だれかがいっしょについていくことが必要かもしれません。

### ⑨オリンピックに、ネコとネズミを使って家庭生活を再現する種目があるのでみにいく、といっています

このところ、外に出ると徘徊になることがたびたびで連れ合いを悩ませているお年より（男性）です。朝起きてきたそのお年よりが、「オリンピックにネコとネズミを使って家庭生活を再現する種目があり、その種目では、ネズミを、上手にあつかって、ネコに食べられる寸前にまで持っていき、しかも、食べられないようにするので、面白そうだからみにいく」、といいます。この話を聞いた連れ合いは、「変なことをいっている」、とは思いましたが、すぐに出かける、ということではなさそうなので、とりあえずは放置しておきました。すると、このお年よりは、朝食を食べるなど、時間がたつにつれて、そのことは忘れてしまったようで、とりあえず、この出来事が問題になることはありませんでした。

これも、目覚めて、潜在思考の一つが活性化、覚醒時思考に変身したにもかかわらず、夢思考（睡眠時思考）が不活性化せずにそのまま残り、脳裏に、覚醒時思考と睡眠時思考が共在し、それらでの像が同時に描かれるせん妄におちいっての言動なのでしょうが、目覚めて、朝食を食べるなど、いつもどおりの生活をしている間にせん妄の源になっていた夢思考が、不活性化、潜在思考に変身してせん妄から離脱したもの、と思われます。まあ、せん妄が行動としては表出され

ていませんし、せん妄状態から早々に離脱もしていますので、症状の軽重度は「軽度」で、もちろん、せん妄のタイプは短時間型です。

回想もですが、夢も空想も、その世界は、共に、次元は四次元で、時間や空間の秩序が崩壊していることでも共通していますから、夢主が空想のできることは、すべて、夢でも、現実ないし真実、として表現されます。ですから、夢主が空想さえできれば、昔の出来事が、現実、として表現されても、また、海を隔てた外国に歩いていけても不思議はないのです。今回の出来事も、オリンピックにネコとネズミを使って家庭生活を再現する種目がある、という突拍子もないものですが、このことを空想できなくはないでしょうから、夢にみてもいいわけです。せん妄では、目覚めてからも夢が顕在思考として脳裏に残っていて、それを、現実ないし真実、と認識するのですから、どんなに突拍子のないことがらであっても、それが夢主の空想できるものであれば、夢にみることもできますから、あり得るのです。

ただし、このお年よりは、徘徊することで家人を悩ませているくらいですから、認知症におちいっていて記憶障害もあるはずで、そんなお年よりがこんな複雑な夢をみるのは珍しいのかもしれません。

## ⑩山道を歩いて逃げてきたのだそうです

年齢相応のもの忘れはありますが、日ごろはとくに変わった素振りなどないお年より（男性）

です。

ある日の朝、目を覚ましたそのお年よりが、「自分は、だれか知らない男二人と三人で、長靴をはいて、途中、サルの群れをかわし、シロクマを踏みつぶしながら、山道を歩いて逃げてきた。シロクマを踏みつぶしたところで女性が一人加わったが、それがだれかはわからない。水たまりで全員の長靴に水がはいって困っていたら、近くに教会かお寺みたいなのがあった。捕まるか、とは思ったのだが、仕方がないので、そこにはいったら、お坊さんと教誨師《きょうかいし》がいて、教誨師が、「ここは宗教施設なのでだれにも知らせない」、といってくれたので助かった、といいます。

このように話したお年よりは、それがいかにも現実であったかのように話すのですが、話しているときは、すでに、自分が現在ある状況（目覚めている状態）を正しく把握できていて、しかも、話していることが夢であったことを認識していますので、かりに、せん妄におちいっていた、としても、話している時点ではそこから離脱しています。

自我（心）には、そのはたらきのなかに、内的認識機能があります（「Ⅰ1 妄想もせん妄も、目覚めていながら、覚醒時思考と睡眠時思考が脳裏に共在することで発症します」の注1を参照してください）が、内的認識機能も加齢と共に衰えますから、年をとると、夢と現実との区別が曖昧化し、たとえば、「先日、散歩の途中でAさんに会ったような気がするのだけれど、それが、夢でのことなのか、現実にあったことなのかがはっきりしない」、こんな感覚になる頻度が多くなります。この例の場合も、目覚め後、いくらかの時間を経て、夢を夢として認識できたのでしょうが、たぶん、目覚め直後の一瞬は、脳裏に覚醒時思考と睡眠時思考が共在し、夢を、現実、と誤認していた、すなわち、症状の軽重度が「軽度」ではあっても、短時間型せん妄におちいっていたもの、と推測されます。

なお、妄想もですが、せん妄も、目覚めていながら、脳裏に、覚醒時思考と睡眠時思考が共在し、それらでの像が同時に描かれ、そのどちらをも、現実ないし真実、と誤認するのですから、有意識の世界（現実の世界・覚醒時思考）と無意識の世界（夢の世界・睡眠時思考）を区別して認識する内的認識機能がはたらいていない状態、と考えられます。

### (2)　回想の夢を源とするせん妄

回想の夢を源としている、と考えられるせん妄を紹介しますが、このように理解したせん妄も、たびたび述べているように、妄想とはそのスタートに違いがあるだけで、両者、出来上がりが同じ（どちらも、目覚めていながら、覚醒時思考と睡眠時思考が脳裏に共在している状態）ですから、かならずしも妄想であることが否定できたわけではありません。ただ、発症が、目覚め直後であったり、夜なかであったりして、夢見状態からスタートするせん妄である可能性が大きい、と判断しただけなのです。

年をとると、せん妄、とくに回想を源とするせん妄におちいることが多くなるのですが、それは、子どもがえり現象によって、用済みになった思考の活性を低下させ、それを潜在思考に変身させる機能のはたらきが弱まることと、お年よりは、自分の体力や健康に自信がなくなって将来に多くを望めませんし、余分な時間もたくさんあることで回想することが多くなり、つれて、それ（回想）を夢にみることが多くなるからですが、加えて、夢思考の材料選びと記憶機能のあり様も関与しています。

夢（夢思考）は、無意識領域での現象ですから、その材料を、夢主が意図的に選択することはできず、表層領域にある記憶（思いだせる記憶）から無選択的に取りだして使います。したがって、「Ⅰ 妄想とせん妄、私の基本的理解」でも述べたように、夢に現れる確率は、たとえば、大小さまざまな大きさの物体で構成されている集合体に向けてやみくもに鉄砲を撃てば、小さな物体よりも大きな物体に命中する確率が高い、これと同じような理屈で、「夢主の心（表層領域）に大きくあることがら」が高くなるのです。しかも、年をとると、短期記憶（数時間から一年以内の記憶）や近時記憶（一年から十年くらい前までの記憶）は消えても、遠隔記憶（十年以上前の記憶ですが、そのなかでも、エピソード記憶、といわれる、過去に体験した出来事の記憶は記憶に残りやすい）が残りやすく、表層領域にはそれらの記憶（遠隔記憶）が大きくあるのが普通ですから、回想場面を夢にみることが多くなり、つれて、回想の夢を源とするせん妄も多くなる、というわけです。

## ①枕を使って針仕事をします

夫が数年前に旅立ってから次男夫婦と同居しているお年よりですが、次男夫婦が個人商店を営んでいますので、このお年より、日中のほとんどを一人で過ごしています。そのお年よりに、この二〜三年、もの忘れが目だつようになったり、着衣がみだれるなど、認知症の症状が現れはじめているのですが、しかし、日常生活に支障があるほどではありませんので、次男夫婦は、まあ、年相応であろう、とあまり気にはしていませんでした。

そんな状況にあったある日の朝、次男がお年よりの寝室をのぞいたところ、そのお年よりがなにやら枕を台にして縫い物をしているような仕草をしています。不審に思った次男が、「なにをしているの」、と聞いてみると、布地があるわけでも、縫い針を持っているわけでもなく、縫っている仕草をしているだけなのに、そのお年よりは、「頼まれた着物を縫っている」、といって、仕草はそのままつづけます。

たしかに、このお年よりは、少女時代、女学校で和裁を習った経歴もあり、その腕もよかったし、いつも丁寧に仕上げていましたので、それを知っている近所の人から頼まれることも多く、若いころは和服の縫製をして家計を助けていたこともありました。それで、次男は、若かりし昔を夢にみていて、目覚めてからもその夢から覚めていないのだろう、これは、以前、聞いたことのあるせん妄ではないか、と考え、そのままにしておきました。朝食を食べるころにはそんな仕草もおさまるのですが、その後もたびたびそのようなことがありましたので、次男夫婦は、昼間一人でいる状況が寂寥感を生み、それがせん妄におちいる要因の一つになっているのではなかろうか、と考え、その後は、個人商店を営んでいますからかならずしも思いどおりにはいかないにしても、できるだけ、昼間もだれかがそばにいるようにつとめました。すると、それが効を奏したのか、その後、お年よりがせん妄におちいる頻度が徐々に少なくなり、数カ月後にはほとんどなくなりました。

このお年よりは、若かりし昔を夢にみていて、目覚めと同時に潜在化するはずのその夢思考(睡眠時思考)が目覚めてからも潜在化せずにそのまま残り、脳裏に、それがどんな思考かはわかりませんが、潜在思考の一つが目覚めと同時に活性化して変身した覚醒時思考と、潜在化せずにそのまま残った睡眠時思考が共在し、覚醒時思考と睡眠時思考での像が同時に描かれることで発症するせん妄(作業せん妄)におちいっていたのです。

このような例では、たしかに、縫い物をしている仕草がつづいている間のせん妄症状の軽重度は「重度」なのでしょうが、しかし、その状態が長くはつづかず、せん妄の源になっていた夢思考の活性が自然に低下して、朝食を食べるころにはせん妄から離脱したか、あるいは、脳裏に占める睡眠時思考の比率が小さくなって、表面上、せん妄から離脱したかのようにみえたかのどちらかになったのです。いずれにしても、全体の経過を勘案すれば、早々にせん妄状態から離脱できているか、離脱できなくても脳裏に占める睡眠時思考の比率が小さくなって言動に現れなくなっていますから、症状の軽重度は、重くみても「中等度」くらい、と考えられます。

この例のせん妄のタイプは、いったんはせん妄から離脱し、再度同じ夢をみて、同じようなせん妄におちいる可能性もありそうですし、症状は消えても、脳裏に占める睡眠時思考の比率が小さくなっただけで、かならずしもせん妄から完全には離脱はしていない、こんな可能性もありそうなので難しいのですが、当初はひんぱんに発症していますから、どちらかというと、朝食を食べるころに症状が消えたのは脳裏に占める睡眠時思考の比率が小さくなったからで、脳裏にあるせん妄の源になっている睡眠時思考は消えずに存在し、眠ることでいっときはせん妄から離脱しても、目覚めと共に再発を繰りかえしている持続型せん妄、この可能性のほうが大きいのではないか、と考えられます。

なお、このお年よりがせん妄におちいったのは寂寥感に因があったようですが、ときには体調不良が因であることもありますので、一応、お年よりの体調をチェックしてみることも必要ではあります。

### ②資格をとらなければならない、といって、本をめくるような動作をします

弁護士をしていましたが、今は、もの忘れがはげしくなり、現役を引退して年金生活を送っているお年より（男性）です。日ごろの言動に異常はないのですが、そのお年よりが、ある日の朝、目覚めてから、ベッドの上で本をめくるような仕草をしています。実際に本を手にしているのではないのですが、手つきだけは本をめくっているのですが、連れ合いが、不審に思って、「なにをしているのですか」、と聞いてみたら、そのお年よりは、「資格試験があるから勉強しているのだ」、

と真剣な顔でいいます。連れ合いは、おやおや、と思いましたが、支障もないので、そのまま朝食の支度をし、お年よりを食卓に誘いました。お年よりは、勉強している仕草をやめ、食卓について食べはじめましたが、食べ終わると、勉強のことは忘れたらしく、いつものように新聞を読んでいます。連れ合いは、なにごともなく終わったし、その後はそんなこともありませんので安堵しています。

このお年よりは、司法試験にそなえて勉強をしていた昔を夢にみていて、目覚めてからもその夢思考（睡眠時思考）が潜在化せず、脳裏に、潜在思考の一つが目覚めることで活性化して変身した覚醒時思考と、潜在化せずにそのまま残った睡眠時思考が共在し、それらでの像が同時に描かれたもの、と思われます。この例も、勉強をしているかのような状態にあったときの脳裏には、せん妄の源である睡眠時思考（夢思考）が大きくあったのでしょうが、朝食を食べ終わるころには、それが潜在化し、せん妄から離脱していますし、せん妄におちいったのも今回だけですから、短時間型せん妄で、症状の軽重度は「軽度～中等度」に該当するものと思われます。

認知症にならなくても、子どもがよくねぼけるように（ねぼけはせん妄であることが稀ではありません）、年をとって子どもにかえったお年よりはせん妄におちいりやすくなるのですし、多くの場合、短時間型せん妄で、ふたたび眠りにはいったり気持ちが他にそれることでせん妄から離脱しますから、行為自体に大きな支障がなければ、それとなく気持ちを他に向けるように誘導して見守っていればいい、と思います。気持ちが他に向けられれば、覚醒時思考の脳裏に占める比率が大きくなり、自ずとせん妄の源になっている睡眠時思考の脳裏に占める比率が小さくなるのです。

### ③成人した自分の子どもがまだ幼稚園児であるようなことをいいます

連れ合いは亡くしましたが、子どもたちはそれぞれ立派に成人し、長男夫婦と穏やかに暮らしているお年より（女性）です。このお年より、日ごろはちょっとばかりもの忘れが目だつ程度でとくに変わった素振りもみせないのですが、ある日の朝、とつぜん、「子どもが幼稚園から帰ってこない、帰り道には車が多いところもあるから迎えにいかなくては」、といって外に出ようとします。驚いた長男のお嫁さんが、「おばあちゃんの子どもたちはもうみんな大きくなっているのだから幼稚園なんかにいっているわけないでしょ」、といっても、このお年よりは納得しません。仕方がないので、お嫁さんがいっしょに近くの幼稚園までいきましたが、お年よりは自分の子どもがいないので怪訝な顔をしています。その後もしばらくは不審そうにしていたお年よりですが、その日のうち、いつの間にか、そのことを忘れたようで、いつもの状態にもどりました。

このお年よりはせん妄におちいったのですが、せん妄は、目覚めて、眠っていたときには潜在していた思考、そのなかの当人が選択した一つが、活性化、覚醒時思考に変身したにもかかわらず、目覚めと同時に活性が低下して潜在思考に変身しなければならない睡眠時思考（夢思考）が、活性が低下せず、そのまま睡眠時思考でありつづけることで発症するので、すなわち、覚醒時思考と睡眠時思考が脳裏に共在している状態です。せん妄も、妄想と同じで、統合失調症や認知症などに罹患したとき、あるいは、生活環境に問題があるときに発症しやすくなるのですが、そうばかりではなく、年をとると、潜在思考の一つが活性化、覚醒時思考に変身したときに、夢を描いていた思考の活性を低下させ、それを潜在思考に変身させる機能が衰えますから、とくべつな因がなくても、また、だれにでも発症する可能性があるのです。

なお、怪訝な顔になったのは、覚醒時思考では現実を目にして自分の子どもがいないのを理解できても、せん妄の源になっている睡眠時思考では、現実を目にしても、思考がそれを正しくは受けいれることができず、自分の子どもがいないのを理解ができなかったからです。脳裏に、自分の子どもがいないのを理解ができている覚醒時思考と、理解ができていない睡眠時思考が共在しているのですから、混乱し、怪訝な顔になるのは当然なのです。

この例のせん妄症状の軽重度は、実際に幼稚園にいっていますが、比較的短時間で、せん妄の源になっていた睡眠時思考が潜在化し、せん妄状態から離脱していますので「中等度」くらい、タイプは短時間型、と考えられます。

もちろん、このお年よりは、若かりしころを夢にみていて、目覚めて、潜在思考の一つが、活性化、覚醒時思考に変身してからもその夢思考（睡眠時思考）が不活性化せずに顕在思考のまま脳裏に残り、その夢思考で表現された出来事を、現実、と誤認しているのですし、夢思考は無意識領域の現象で、有意識領域と無意識領域の間には意思の連絡路がありませんから、説得ではもちろん、当人自身の有意識領域にある覚醒時思考での意思でも、それ（夢思考）を修正することはできないのです。したがって、せん妄におちいっているお年よりへの対応は、お茶に誘うとか、別の話題を持ちだすなど、意識をほかにそらすようにして、覚醒時思考の脳裏に占める比率が大きくなり、せん妄の源になっている夢思考の脳裏に占める比率が小さくなるの待つ、眠りにはいってせん妄から離脱してくれるのを待つ、あるいは、夢思考が、不活性化し、潜在思考に変身してくれるのを待つ、このように、待つ、しかないのかもしれません。

### ④「母親（何年も前に亡くなっています）が食事をつくってくれたから食べなくては、と真顔でいいます

長男夫婦と穏やかに暮らしているお年より（女性）です。日ごろは、少々もの忘れはあるもののとくに変わった言動はありません。そのお年よりが、ある日の朝、とつぜん、自分の部屋から出てきて、「母親が食事をつくってくれたから食べなくては」、といいます。長男の連れ合いが、たしかに、朝食の時間だから食べるのはいいとしても、とっくに亡くなっている母親が食事をつくってくれた、というのはどういうこと、と不審に思い、そのお年よりに、「母親ってだれ」、と聞いてみました。すると、そのお年よりは、「母親は母親だよ」、といって、なんでそんなことを聞くのか、というような怪訝な顔をします。長男の連れ合いは、お年よりが気でも狂ったのか、と思いましたが、それ以外、とくに変わった様子もありませんので、出来上がっている朝食を食

べてもらうことにしました。お年よりは、いつものように朝食を食べ、食べ終わると、なにごともなかったかのように、自分の部屋にもどっていきました。朝食を食べている間に、目覚め後も活性が低下せずに顕在思考のまま残っていた睡眠時思考（夢思考）が、活性が低下し、潜在思考に変身してしまったのです。

長男の連れ合いは、なにか変わったことでもあれば、たいへん、と考え、お年よりの様子をみていたのですが、その後はなにごともありませんでした。

このお年よりは、母親が健在であった昔を夢にみていて、目覚めてからもその夢思考（睡眠時思考）が潜在思考に変身せずに顕在思考のまま残り、潜在思考の一つが目覚めることで活性化して変身した覚醒時思考と、目覚めてからも潜在化せずにそのまま残った睡眠時思考、この両者が脳裏に共在するせん妄におちいったのです。しかし、ちょうど、朝食の時間で支度ができていたことで、夢の内容に沿ってことがすすんだために、自然の経過でせん妄の因となっていた夢思考の活性が低下し、それが潜在思考に変身してせん妄から離脱できたもの、と思われます。この例では、せん妄におちいっていたときの症状の軽重度は「中等度～重度」であったのでしょうが、せん妄のタイプが短時間型であったために、朝食をきっかけにしてせん妄から離脱できたのです。

この事例は、目覚め直後にこのような症状が現れたのですからせん妄である確率が高いのですが、かりに、昼間、このような症状が現れたのであれば、回想が睡眠時思考に変身しての妄想である確率が高いことになります。このような例の言動は、妄想とせん妄、どちらであっても不思議でないのはたしかです。

**⑤子どもが遊びに来ているから、その子にあげるおやつを買いにいく、といって、夜なかに外に出よう、とします**

少々もの忘れがすすんだくらいで、普段は家族といっしょに穏やかに過ごしているお年より（女性）です。

ある日の夜なか、目を覚ましたそのお年よりが、「近所の子どもが遊びにきているから、その子にあげるおやつを買いにいく」、といって、外に出よう、とします。同じ部屋に寝ていた連れ合いが、「子どもなんかどこにもいないじゃないか、ねぼけたのか」、といっても、お年よりは、「目の前にいるじゃない」、といって納得しません。しかし、そのまま出かけてしまえば徘徊になる可能性もあるのですが、この場合は、しばらくしてふたたびベッドにはいって眠ってしまいましたし、眠る前にせん妄の源になっていた睡眠時思考の活性が低下して潜在思考に変身したのか、眠ることでそれが潜在化したのかはともかく、翌朝にはなにごともなかったかのように目覚めていますから、大きな問題にはなりませんでした。

これは、自分の子どもが小さかった昔、子どものご近所友だちが遊びにきたことがあったのでしょうが、それを夢にみていて、目覚めてもその夢思考（睡眠時思考）が潜在化せず、脳裏に、潜在思考の一つが目覚めることで活性化した覚醒時思考と、目覚めてからも潜在化せずにそのまま残った睡眠時思考、この両者が共在して発症したせん妄です。幻視もあるようですが、幻覚も空想可能ですし、空想可能なことは夢にもみることができるのですから、せん妄時に幻視や幻聴があっても不思議はないのです。なお、連れ合いが、「ねぼけたのか」、といっていますが、せん妄とねぼけは、広くは同義語的な部分もありますから、そのようにいったのは無理もないのです。

この例では、幻視もあって重度のせん妄に思えますが、発症後、間をおかずして眠りにはいり、次に目覚めたときにはせん妄から離脱していますから、短時間型せん妄で、せん妄症状の軽重度は「軽度〜中等度」に該当する、と考えられます。

**⑥夜なかに起きだして、火事だ、泥棒だ、といって、騒ぐことがたびたびになりました**

普段は、とくべつ変わった素振りもなく、平穏に過ごしているお年より（男性）です。そのお年よりが、最近、夜なかに起きだして、「火事だ、泥棒だ」、といって騒ぐことがたびたびになりました。しばらくするとふたたび眠ってしまい、翌朝、目覚めたときは、自分が騒いだことの記憶がないようで、普段どおりなのですが、家人はそのたびに起こされるので困っています。

これは、たぶん、昔そのような出来事があって、それが心に大きくあることで夢にみることがひんぱんになり、しかも、それを夢みている途中、目覚めて、それがどんな思考であるかはともかく、脳裏にある潜在思考の一つが、活性化、覚醒時思考となって脳裏に像が描かれたにもかかわらず、目覚めと同時に潜在化しなければならない睡眠時思考（夢思考）が、潜在化せずに、顕在思考のまま睡眠領域に取り残され、脳裏に覚醒時思考と睡眠時思考が同時に描かれることで起きたもので、すなわち、せん妄におちいっての現象、と思われます。夢（睡眠時思考）に現れた火事や泥棒を、現実、と誤認し、それを確信しているのですから、騒ぐのは当然なわけです。しばらくして眠ってしまうのは、自然の経過かなんらかの誘因があるのかはともかく、睡眠時思考と共在している覚醒時思考の活性が低下し、つれて、その思考に連動している心のはたらきが弱まるから、と考えられます。

この例では、目を覚まして騒いでいるときの脳裏に占める睡眠時思考（夢思考）の比率は大きいのでしょうが、このお年よりは間もなく眠ってしまうようですし、眠ってしまえば、睡眠時思考が脳裏全体を占めるわけで（覚醒時思考が共在すれば、心のはたらきの強弱は覚醒時思考の活性度に連動しますから、目覚めていなければなりません）、かりに、せん妄の源になっている睡眠時思考が脳裏に潜んでいた、としても、もちろん、言動としては表出されませんし、当人自身もそれを認識することがありません。しかも、このお年よりは夜の眠りを経た翌朝には、せん妄から離脱しているかのように、表面上は正常にもどっていますから、それらを勘案すると、このお年よりのせん妄症状の軽重度は「軽度〜中等度」くらい、と考えられます。

せん妄のタイプについては、「最近、夜なかに起きだして、火事だ、泥棒だ、といって騒ぐことがたびたびになりました」、とあり、連日発現しているのではないようですから、その都度せん妄から離脱し、しかも、繰りかえし、同じような昔の出来事を夢にみて、同じようなせん妄におちいる、すなわち、短時間型のせん妄、このように理解するのが妥当ではないか、と考えられます。かりに、それが、正しい、とすれば、夜中、目覚めたときには覚醒時思考とせん妄の源である睡眠時思考が脳裏に共在するのですが、短時間でその睡眠時思考が、活性を失い、潜在思考に変身するか、あるいは、眠りによってせん妄の源である睡眠時思考が潜在化するかのどちらかになります。

夜間のせん妄は、認知症におちいると発症しやすくなりますが、年をとればだれでも子どもがえりをまぬかれませんから、子どもにねぼけが多いのと同じで（ねぼけはせん妄であることが稀ではないのです）、普通のお年よりにも珍しくありませんし、発熱や体調不良などがあると発症頻度が増えるのはもちろん、アルコール中毒、甲状腺機能低下症、低酸素血症、服用している薬物（睡眠導入剤や抑うつ剤など）の副作用などでもみられます。

対応には、このお年よりが火事や泥棒の夢をみないようにできればいいのですが、それはできませんし、言動発現の源が睡眠時思考で説得にも効がありませんから、苦慮することになります。まあ、心のはたらきの強弱と連動している覚醒時思考の活性が低下し、眠りにはいればせん妄からとりあえずは離脱できるのですから、お年よりがせん妄状態にあるときは刺激性のない飲み物を提供するなどで眠りにはいりやすい状況をつくってあげるのがいちばんいいのではないか、と思われます。

## ⑦朝、屋根の雪下ろしをしなくちゃぁ、といって、もぞもぞしています

最近、立ち居振る舞いはいくらか不自由になりましたが、日常生活では、介護を必要とせず、ほぼ自立しているお年より（男性）です。そのお年よりが、ある日の朝、目覚めると同時に、「昨夜は大雪だったようだから屋根の雪下ろしをしなくちゃぁ」、といって、もぞもぞしています。家人が、季節は秋で、今の季節に雪が降るはずがない、と不審に思い、「外に出て雪が積もっているかどうかみてきたら」、いうと、そのお年よりは、外に出て、雪のないのを確認したようですが、それでも納得できないらしく、怪訝な顔をしています。しかし、たまたま、ちょうど朝食の時間でしたので、家人が、「ご飯を食べてからでもいいんじゃないの」、といったら、食べはじめ、それを食べ終わるころには、雪下ろしをしなくては、と考えていた夢思考（睡眠時思考）も活性を失って潜在思考に変身したようで、その話はしなくなりました。

昔は今と違って雪がたくさん降りましたから、たぶん、このお年よりも若いころは屋根の雪下ろしをいっしょうけんめいにしていたのであろう、と思われます。今回の出来事は、それを夢にみていて、その夢思考が、目覚めてからも活性が低下せずに顕在思考のまま残り、潜在思考の一つが目覚めることで活性化して誕生した覚醒時思考と脳裏に共在したもので、すなわち、回想の夢を源としたせん妄、と考えられます。

怪訝な顔になったのは、状況を正しく認識できるのは覚醒時思考だけで、夢思考はそれを正しくは認識できませんので、脳裏に、状況を正しく認識できた覚醒時思考と、それを正しくは認識

できなかった夢思考が共在したのですから、当然、と思われます。

タイプが短時間型のこの例では、せん妄症状の軽重度が「軽度」で、朝食を食べている間にせん妄の源になっていた夢思考の活性が低下し、それが潜在思考に変身してせん妄から離脱したからよかったのですが、せん妄状態がつづけば、本当に屋根に上がりかねませんから注意が必要です。

### ⑧男がはいってきて布団にいたずらをする、といって、夜なかに騒ぎます

一人暮らしだったのですが、動きが不自由になりましたし、認知症も発症、独居が困難になって施設に入所、間もなく一年になるお年より（女性）です。この女性、当初は施設にもなじみ、穏やかに過ごしていたのですが、最近、とくにきっかけもなく、「知らない男が寝ている布団のなかにはいってきていたずらをする」、といって、夜なかに廊下に出て、騒ぎながら介護職員に助けを求めるようになりました。

介護職員が、これは夢をみての現象であろうが、なぜ、そんな夢をみるのだろう、と疑問をいだき、家族に聞いてみると、家族と同居していた昔、孫息子がお年よりの部屋にはいって布団にいたずらをすることがたびたびあった、ということでした。それで、介護職員は、今回の出来事は、そんな過去を夢にみていて、目覚めて、脳裏に潜んでいた数多の潜在思考、そのなかの一つが、活性化、覚醒時思考に変身したにもかかわらず、その夢思考（睡眠時思考）の活性が低下せずに顕在思考のままでありつづけ、覚醒時思考と睡眠時思考が脳裏に共在して発症したせん妄で

あろう、と納得できたのです。

介護側では、お年よりのいっていることを否定せず、布団を取り替えるとか部屋を移すとかで対応したのですが、いったんはおさまっても、すぐにまた同じ状態が発現しますので、対応に苦慮したようです。

この例では、せん妄におちいっていたときは脳裏に占めていた睡眠時思考の比率が大きかったでしょうし、症状に執拗さもありますから、せん妄症状の軽重度は「中等度〜重度」、と理解していい、と考えられます。せん妄のタイプは、いったんはおさまっても、すぐにまた同じせん妄症状が発現する、ということですから、症状がおさまるのは、せん妄の源になっている睡眠時思考が潜在化したのではなく、脳裏に占めるそれ（せん妄の源になっている睡眠時思考）の比率が小さくなっただけで、しかも、眠ってもせん妄の源になっている睡眠時思考が潜在化せず、目覚めと同時に再発を繰りかえしている、このように推測されますから、せん妄では比較的稀な、持続型、になります。

ここでの言動はせん妄に因がありますから、介護側が、お年よりのいっていることを否定しなかったのは正解ですが、加えて、お年よりの意識をほかに向けることができれば、覚醒時思考の脳裏に占める比率が大きくなるぶん、せん妄の源になっている睡眠時思考の脳裏に占める比率が小さくなりますから、いくらかではあっても、早くそこ（せん妄）から離脱させることができたかもしれません。

## ⑨夜なかに起きだしては部屋の外に出て、会う人会う人に職務質問をします

警察官をしていて、交番勤務が長かったお年より（男性）です。このお年よりは、退職後、連れ合いと二人で暮らしていたのですが、このところ、もの忘れがはげしくなったのはともかく、認知症におちいったからか、連れ合いへの暴力行為がひんぱんになり、在宅では介護ができなくなって施設に入所したのです。この男性、入所当初から、同室の人たちとの折り合いがわるく、孤立していたのですが、最近、夜なかに起きだして、廊下で会う人に、だれかれとなく、「お前は何者だ、身分のわかるものをみせろ」など、職務質問をするようになり、入所者から顰蹙《ひんしゅく》をかうようになりました。できるだけ施設の職員が対応するようにはしているのですが、そうばかりもできなくて、あつかいに手を焼いています。

これは、現役時代を夢にみていて、眠りから目覚めて、眠っていたときには活性化していなかった数多の潜在思考、そのなかの一つが活性化、覚醒時思考に変身したにもかかわらず、目覚めると同時に潜在思考に変身しなければならない夢思考（睡眠時思考）の活性が低下せず、それが顕在思考のまま残ることで発現した、すなわち、覚醒時思考と睡眠時思考が脳裏に共在するせん妄におちいっての行為、と思われます。このような行為が中途覚醒時に多いので、介護側は、中途覚醒があるから発現する行為と考え、夜の眠りの途中で目覚めることがないよう、昼間、作業やレクリエーションなどに参加してもらったりしたのですが、年をとると夜間に多くなるトイレその他での中途覚醒が避けられませんので、かならずしもうまくいかず、どのように対応した

らいいのかの答がみいだせなくて、施設側は困っているのです。

施設側のとった対応、昼間に作業やレクリエーションなどに参加してもらう、これは、今回の出来事は中途覚醒がなければ発現しないであろう行為ですから、理にかなっているのかもしれませんが、しかし、それでは夜間のトイレをふくめての生理的な現象であるお年よりの中途覚醒を阻止できる可能性は小さかったのです。

たしかに、このような症例への対応には難しいところがあり、結局のところ、介護側は、精神的にも肉体的にも、本人が満足できるような生活環境を提供してせん妄からの離脱を待つよりほかないのかもしれませんが、ただ、妄想と同じように、せん妄も、身体の状態が良好でないときに発症することが多いのも事実ですので、そのあたりの検討も必要か、と思われます。

この例の症状の軽重度は、症状発症の頻度が高く、それが実際の言動として表現されていますので「重度」に該当します。せん妄のタイプは、交番勤務時代の記憶が表層領域に大きくあるでしょうから、そのころの夢をたびたびみても不思議ではありませんし、さらには、認知症におちいることで、用済みになった思考の活性を低下させ、それを潜在思考に変身させる機能の弱まりが加速されますから、そのような夢をみる都度同じ症状のせん妄におちいる、こんなこともあり得なくはなく、とすれば、短時間型せん妄が繰りかえし発症していることになります。しかし、どちらかというと、眠ってもせん妄の源になっている睡眠時思考が潜在化せず、目覚めと同時に再発を繰りかえしている、持続型、この可能性のほうが大きい、と考えられ、であれば、せん妄の症状が現れない昼間の目覚めでは、脳裏に占めるせん妄の源になっている睡眠時思考の比率が小さく、症状の現れる夜間の目覚めでは、脳裏に占めるせん妄の源になっている睡眠時思考の比率が大きいことになります。

# おわりに

私の想定している、妄想とせん妄の発症の仕組み、すなわち、「妄想もせん妄も、目覚めていながら、脳裏に、覚醒時思考と睡眠時思考が共在し、それらでの像が同時に描かれ、その両方を、現実ないし真実、と誤認している状態」、この理解は、いくつも考えられるのであろう妄想やせん妄の発症の仕組み、そのなかの一つでしかないのかもしれませんが、合理性に欠けているところはなさそうですし、しかも、妄想やせん妄の病態が単純明解に説明できますので、多くに納得していただけるのではないか、と私はひそかに期待しているのです。かりに、私の想定している仕組み、これが、正解ではない、としても、妄想やせん妄におちいっている人の言動を理解するに便利であることはたしか、と思うのですが、お読みになってのご感想はいかがでしょうか。

なお「覚醒度や睡眠深度を支配し、それら（目覚めと眠り）を分けるのは心のはたらきの強弱である」・「心のはたらきの強弱は思考活性に連動している」・「妄想やせん妄は覚醒時思考と睡眠時思考が脳裏に共在することで発症する」、加えて、小著での、「脳裏に複数の思考があるときは、心のはたらきの強弱は活性の高いほうの思考に連動する」・「空想や回想から妄想に移行するとき以外のほとんどは、眠りにはいるとき、それまでの覚醒時思考がそのまま睡眠時思考（夢思考）

に移行することはないし、目覚めるとき、それまでの睡眠時思考がそのまま覚醒時思考に移行することもない。それまでの覚醒時思考と睡眠時思考は、どちらも、脳裏に潜在している数多の潜在思考、そのなかの一つが活性化した顕在思考といれかわって潜在思考に変身するのです」・「用済みになった思考の活性を低下させ、それを潜在思考に変身させる機能」・「短時間型妄想と短時間型せん妄、持続型妄想と持続型せん妄」、これら、小著で述べられていることがらの多くが、たぶん、私のオリジナルな発想にもとづくもの、と推測されますので、とくに参考文献は掲載していません。ただし、仮想事例の案出には、「〈事例集〉高齢者のケア（中央法規出版）」その他を参考にさせていただきました。

小著出版にあたりまして、校正その他で多大なご支援とご指導をいただきました風詠社社長大杉剛氏に深く感謝いたします。

♤著者プロフィール


杉山　弘道（すぎやま　ひろみち）

昭和 37 年　新潟大学医学部卒業
昭和 44 年　学位取得（医学博士）
昭和 46 年　長岡赤十字病院内科
昭和 52 年　内科医院開業
平成 11 年　介護支援専門員資格取得
平成 19 年　内科医院閉院　以降はフリー
所属学会　日本内科学会・日本認知症学会


著書

平成 16 年　老人性痴呆患者の問題行動を推理する（永井書店）
平成 17 年　「魂」ってなんだろう－葬式仏教は日本人の宝物－（牧歌舎）
平成 18 年　加齢症候群－老いの実態・傾向と対策（牧歌舎）
平成 19 年　六つのキーワードで理解する認知症老人の異常行動（牧歌舎）
平成 20 年　眠りの仕組みを知って不眠の悩みを解消する（牧歌舎）
平成 21 年　夢の不思議がわかる本（牧歌舎）
平成 22 年　ひろみちの夜間思考（風詠社）
平成 23 年　図で理解する眠りと夢（風詠社）
平成 24 年　便利につかわれている古典・昔話（民話）の夢（風詠社）
平成 25 年　認知症老人の異常行動が理解できる本（風詠社）
平成 25 年　次元の秩序が崩壊している夢の世界（風詠社）
平成 26 年　目覚めや眠りを失った人々（風詠社）
平成 27 年　「死後の世界」、来世に次元はあるのか（風詠社）
平成 28 年　境界領域と移行領域（風詠社）
平成 29 年　「眠り」と「夢」のなぜなぜなーぜ（風詠社）
平成 30 年　死後の世界（22 世紀アート　電子出版　アマゾン）
令和元年　人はなぜ老いからのがれられないのか（風詠社）

# お年よりの妄想とせん妄

妄想もせん妄も 覚醒時思考と睡眠時思考が

脳裏に共在することで発症するのです

2020年5月18日　第1刷発行

著　者　杉山弘道

発行人　大杉　剛

発行所　株式会社 風詠社

〒553-0001　大阪市福島区海老江 5-2-2

大拓ビル 5 - 7 階

TEL 06（6136）8657　https://fueisha.com/

発売元　株式会社 星雲社

（共同出版社・流通責任出版社）

〒112-0005　東京都文京区水道 1-3-30

TEL 03（3868）3275

印刷・製本　シナノ印刷株式会社



ISBN978-4-434-27395-7 C0077